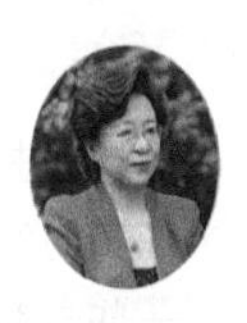

跟马淑然教授学养生

运动养生良方

让您动静结合、形神兼养

张玉苹　杨宇　马淑然　主编

化学工业出版社
·北京·

内容简介

本书第一、第二部分讲述了运动养生相关的中医基础理论及现代医学知识；又讲述了一些实用的传统中医功法，如站桩功、五禽戏、六字诀、易筋经、八段锦等；第三部分讲述了一些自我保健方法，包括五脏保健、五体保健、五官保健、脊柱保健方法以及一些道教的保健方法；第四部分更重实用性，结合临床常见疾病，介绍高血压、糖尿病、高血脂、颈椎病、腰椎退行性病变和膝关节退行性病变等基础知识和运动疗法指导。部分章节图文结合，含29个功法视频，便于读者更准确地理解和掌握相关知识及运动技巧。

本书适合中医养生爱好者、传统运动爱好者及康复理疗从业者参考阅读。

图书在版编目（CIP）数据

运动养生良方：让您动静结合、形神兼养/张玉苹，杨宇，马淑然主编. —北京：化学工业出版社，2021.1（2024.8重印）

（跟马淑然教授学养生）

ISBN 978-7-122-38195-8

Ⅰ.①运… Ⅱ.①张…②杨…③马… Ⅲ.①健身运动-养生（中医） Ⅳ.①R161.1

中国版本图书馆CIP数据核字（2020）第248257号

责任编辑：李　丽　戴小玲　　加工编辑：张晓锦　陈小滔

责任校对：边　涛　　装帧设计：韩　飞

出版发行：化学工业出版社（北京市东城区青年湖南街13号　邮政编码100011）

印　　装：北京建宏印刷有限公司

710mm×1000mm　1/16　印张$13^1/_2$　字数214千字　2024年8月北京第1版第2次印刷

购书咨询：010-64518888　　售后服务：010-64518899

网　　址：http：//www.cip.com.cn

凡购买本书，如有缺损质量问题，本社销售中心负责调换。

定　　价：69.00元

本书编写人员

主编

张玉苹　杨　宇　马淑然

副主编

李朝斌　王颜鹏　郭紫薇

参编人员（排名不分先后）

马淑然　王　晓　王青青　王颜鹏
司江涛　刘兰英　阮晓宇　李　平
李波霖　李朝斌　李鹏英　杨　宇
肖红艳　张玉苹　胡洲映　郭紫薇
黄德庆　梁英业　梅晋铭　李　杰

丛书前言

随着人们物质文化、生活水平的提高，健康长寿的渴望越来越强烈。然而现代人工作生活压力越来越大，生活节奏越来越快，这无形中与健康长寿的渴望相去甚远。

在人生的不同阶段，其面临的压力不尽相同，中年男人与中年女人则是人生的“多事之秋”，因其承受“上有老、下有小”的同时，还逃不脱社会及工作压力的困扰。

如何为现代人开具良方，减压增寿，如何为中年男人、女人提供精准健康指导，这成为本套丛书的编写宗旨。

本丛书由多次做客中央电视台《健康之路》及北京卫视《养生堂》的主讲嘉宾——北京中医药大学马淑然教授团队，根据现代人养生保健需求，撰写了《四时养生与穴位按摩》《常见病家庭食疗与穴位按摩》《运动养生良方——让您动静结合、形神兼养》《中年女人食疗养生与穴位按摩》《中年男人食疗养生与穴位按摩》，其目的在于为现代人，特别是中年人提供可资借鉴的健康长寿知识与方法。

本丛书主要特点是：图文并茂、视频丰富、语言通俗易懂、方法简便易行、效果确实可靠。因此，适合民众阅读，特别是渴望健康长寿的人群，尤其是中年男人、中年女人更为需要的枕边必备读物。

汽车坏了要去4S店维修，人体病了也需要治疗。为了不得病和少得病，我们必须建立自己的“人体健康保养4S店”——四季保健、疾病保健、运动保健、性别保健。如果您不学习相关的养生保健知识，不注意保养身体，就会使身体亮起黄灯（亚健康态），或红灯（疾病态）。只要您认真学习养生方法和理论，相信您一定会开启人体健康的绿灯！

不积跬步，无以至千里；不积小流，无以成江海。任何养生方法和知识必须通过坚持不懈的努力和一以贯之的践行才能达到预期的效果。同样，本丛书的编写也是马淑然教授团队经过几十年的打磨奉献给大家的健康大餐。其功细，其理明，其法灵，其效著。百年老店北京同仁堂有句堂训“炮制虽繁必不敢省人工，品位虽贵必不敢减物力”，这也是本团队一直信奉的严谨求实的座右铭。相信本丛书的出版会惠及您的健康与生命！

中医养生理论与方法博大精深，尽管本团队力图打造品质康养大餐，但由于时间精力有限，不妥之处在所难免，希望读者批评指正！

马淑然

2020年12月于北京中医药大学

前言

随着时代的进步，人们物质文化和生活水平逐年提高，对健康和生活品质的需求迈上了新的台阶，养生的重要性逐年凸显出来。著名的维多利亚宣言指出维护人类健康需要四大基石：合理膳食、适量运动、戒烟限酒、心理平衡。在《中国居民膳食指南》中也指出每日在合理膳食的基础上还要适量运动。

中医传统运动疗法，是在中医理论的指导下，活动筋骨，调节气息，静心宁神，可畅达经络、疏通气血、和调脏腑、增强体质、益寿延年。中医传统运动养生法体现中医“谨察阴阳所在而调之，以平为期”，通过动作的虚实、刚柔、吸斥、动静、开合、起落、放收、进退，调整机体的阴阳，练习时做到意念专注、呼吸调节、形体运动三者统一。四季可选择练习不同的功法，调整相应的脏腑功能，体现了中医天人合一的整体思想。

本书旨在讲述中医运动疗法与养生，为有养生需求的人群提供运动养生的知识和方法，使其达到动静结合、形神兼养的目的。本书语言简洁易懂，所述方法简便易行且有效，还在相应的位置添加了许多辅助理解的图片，适合各年龄段的不同人群阅读学习。

本书的主要内容分为四大部分，第一部分主要讲述运动养生的相关理论基础，包括中医基础理论和现代医学解剖与生理知识；第二部分讲述了一些实用的传统中医功法，包括站桩功、五禽戏、六字诀、易筋经、八段锦等；第三部分讲述了一些自我保健方法，包括五脏保健、五体保健、五官保健、脊柱保健方法，还讲述了一些道教的保健方法；第四部分更重实用性，结合临床常见疾病，介绍高血压、糖尿病、高血脂、颈椎病、腰椎退行性病变和膝关节退行性病变等基础知识和运动疗法指导。

希望本书的出版能让广大人民群众都获取到适合自己的运动养生方式。另外，任何运动养生的功法都是需要持之以恒的练习才能得到满意的效果，希望读者能深入理解、坚持不懈，将中医运动养生融入每日生活之中。

传统中医养生理论和方法博大精深，千百年来流传下来的运动养生方法也数不胜数，尽管本书已经尽力全面讲述，但是由于时间和精力有限，不完美的地方在所难免。欢迎广大读者对本书提出建议，欢迎批评指正，以利再版！

编者

2020年12月于北京中医药大学

目录

第一章 运动养生的相关理论基础

《 第一节 》

传统功法的相关中医理论

一、阴阳

1. 阴阳学说的基本概念

阴阳，最初是指日光的向背，其中向日为阳，背日为阴。阴阳是自然界气不同运动变化的趋势，既对立，又统一。阴和阳，既可以代表两个相互对立的事物或势力，如黑夜与白昼，又可以代表同一事物内部相互对立的两方，阴阳既对立统一，又相互依存、相互转化，还有无限可分性，如前半夜为阴中之阴，后半夜为阴中之阳。

“夫自古通天者，生之本，本于阴阳。”（《黄帝内经·素问·生气通天论》）“天地者，万物之上下也；阴阳者，气血之男女也；左右者，阴阳之道路也；水火者，阴阳之征兆也；阴阳者，万物之能始也。”（《黄帝内经·素问·阴阳应象大论》）因此，“阳”代表着积极、进取、刚强等特性，如向上的、运动的；“阴”则代表着消极、退守、柔弱等特性，如向下的、静止的。

阴阳是宇宙自然界的一种根本规律，是事物运动变化的总纲。“阴阳者，天地之道也，万物之纲纪，变化之父母，生杀之本始，神明之府也。”（《黄帝内经·素问·阴阳应象大论》）物质世界各种事物的无穷变化，均属于阴阳的运动。万事万物的发展变化，无不是阴阳相互对立、相互斗争的结果。因此，阴阳规律是天地万物运动变化的固有规律。以天人合一的整体观为出发点，人体自身阴阳要遵循自然界阴阳变化的规律。自然界的阴阳气是具有盛衰变化的节律运动的体现，“易有太极，是生两仪，两仪生四象，四象生八卦”（《易传·系辞上》）。自然界气由衰到盛为阳象，由盛到衰为阴象。

2. 传统功法中阴阳学说的基本内容

阴阳之气同时存在于一个活着的相对独立的个体中，阴阳两方相互为用，不能脱离对方而独立存在。阴和阳又是相对的，阴阳之间对立、斗争，才能使存在的独立体运动、变化。同时阴阳又是无限可分的，阴中有阳，阳中有阴。

"法于阴阳，和于术数"（《黄帝内经·素问·上古天真论》）。"法于阴阳"就是要人们根据自然界的阴阳消长规律和自身阴阳相互变化的规律，适应自然，以达到与自然的和谐统一。养生防病，首先就是人体的阴阳要顺应自然阴阳变化的规律。"阴在内，阳之守也；阳在外，阴之使也。"（《黄帝内经·素问·阴阳应象大论》）"阴平阳秘，精神乃治；阴阳离决，精神乃绝。"（《黄帝内经·素问·生气通天论》）这两段话的意思是人体生命活动的维系需要阴阳的平衡。阴主体内的五脏六腑与气血精津，是阳的基础；阳主外部的皮肤肌腠与四肢关节，是阴的护卫。所有人体生命的正常活动，都是依靠阴阳的平衡和协调。阴阳平衡才会精神健旺，才会身体强壮。一旦阴阳失去平衡，人体便会产生危机，正所谓"阴盛则阳病，阳盛则阴病"。

中医传统运动养生充分体现了阴阳学说的思想，如太极拳，就富含阴阳学说的哲学思想，讲求动静结合，动作有升有降、有开有合、有进有退，通过练习可调整机体阴阳的偏颇。练习太极拳时，形体外动而意识内静。形体动于外则分虚实、运阴阳。太极拳的拳路以浑圆为本，招招式式均由各种圆弧形态的动作组成，按照太极图形组成各种动作，同时意守于内，以静御动，用意识来引导气血运行周身，如此周而复始，如环无端。

传统运动养生还反复强调"阴平阳秘"，是因为各种运动方法都特别重视人体阴阳的消长变化。对于阴盛阳衰之人，就应选择扶阳抑阴之法；对于阴虚阳亢之人，则应选择养阴平阳之术。"所以圣人春夏养阳，秋冬养阴，以从其根，故与万物沉浮于生长之门。"（《黄帝内经·素问·四气调神大论》）其中"春夏养阳，秋冬养阴"八个字一直是传统运动养生的指导性原则，不同季节可以选用不同的方法练习。春夏二季，自然界阳气日渐增旺，所以春天要顺应肝生长升发之势，可配合静功，这是为了保护人体真阴使其不受伤耗，也注意调养阳气不使其过旺。到了秋冬二季，阳气日渐衰弱，而阴气日渐强盛，练习时要顺应自然界气血收藏之势。总而言之，任何一种传统运动养生方法，都应该注意因人因时因地制宜，注重协调机体阴阳，做到阴平阳秘，才会达到预期的健体防病的目的。

二、五行

五行学说是中国古代的一种朴素的唯物主义哲学思想，是一种朴素的普通系统论，关于五行学说的来源有五方说、五材说、五季说等，其中五材说认为，宇宙间的一切事物，都是由木、火、土、金、水五种物质组成的，自然界各种事物和现象的发展变化，都是这五种物质不断运动和相互作用的结果。中医学把五行学说应用于医学领域，以系统结构观点来观察人体，阐述人体局部与局部、局部与整体之间的有机联系，以及人体与自然界环境的统一。

1. 五行的基本概念

五行，是指木、火、土、金、水五种基本物质的运动变化，是五种动态的相互作用。五行的概念，不是单单只表示五种特殊的物质形态，而是代表五种功能属性，是一种抽象的概念。

中医学的五行，是中国古代哲学中的五行范畴与中医学相结合的产物。中医学对五行的概念赋予了阴阳的含义，中医学的五行学说认为木、火、土、金、水乃至自然界的万事万物都是由阴阳的矛盾运动所产生。阴阳的运动变化又可以通过在天之六气（风、寒、暑、湿、燥、火）和在地之五行（木、火、土、金、水）反映出来。中医学的五行概念，主要是说明人体结构的各个部分是一个有机整体，同时人体与外界环境也是一个有机整体。五行与五脏、五体、五官、五方有对应关系。

2. 五行学说的基本内容

五行学说是指导中医传统运动养生的重要理论。

（1）按照五行学说，对事物属性的五行分类

五行的特性是古人在长期生活和生产实践中，在对木、火、土、金、水五种物质的朴素认识基础上，进行抽象而逐渐形成的理论概念。

“木曰曲直”：木具有生长、能曲能伸、升发的特性，对应人体肝的生理功能。

“火曰炎上”：火具有发热、温暖、向上的特性，对应人体心的生理功能。

“土爰稼穑”：土具有载物、生化的特性，故称土载四行，为万物之母，对应人体脾的生理功能。

“金曰从革”：金具有能柔能刚、变革、肃杀的特性，对应人体肺的生理功能。

“水曰润下”：水具有滋润、就下、闭藏的特性，对应人体肾的生理功能。

（2）五行的调节机制

五行的正常调节机制为相生、相克。

相生即递相资生、助长、促进之意。五行之间互相滋生和促进的关系称作五行

相生。五行相生的次序是木生火，火生土，土生金，金生水，水生木。

相克即相互制约、克制、抑制之意。五行之间相互制约的关系称之为五行相克。五行相克的次序是木克土，土克水，水克火，火克金，金克木。

3. 五行学说在中医传统运动养生中的运用

在中国传统的运动养生功法里，有一部分也是以五行学说为基础，根据人体五行养生学说，结合历代古籍功法并经实践整理而成的，体现了丰富的五行学说思想。根据五脏配五行的原理，经过正确的方法专门锻炼人体五脏，以求达到平衡人体阴阳健康长寿的目的。如传统功法中的五禽戏，有五禽配五脏之说。虎戏主肝属木，能疏理肝气，舒筋活络；鹿戏主肾属水，能益气补肾，壮腰健骨；熊戏主脾属土，能调整脾胃，充实四肢；猿戏主心属火，能养心补脑，开心益智；鸟戏主肺属金，能补肺宽胸，润畅气机。又如六字诀中，根据五脏配五音的原理，通过六种字的吐字发音来调节脏腑生理功能，以达到养生保健及治病的目的。再如形意拳，其基本拳法可根据五行学说分为木、火、土、金、水五种性质，同时与肝、心、脾、肺、肾五脏相对应，体现了五行思想的内涵。

三、藏象

藏象是人体系统现象与本质的统一体，是人体脏腑的生理活动及病理变化反映于外的征象。传统运动养生功法能达到养生的目的，主要原因是传统运动养生功法能增强五脏生理功能，使其协调平衡，从而提高机体的抵抗力。

1. 五脏

心、肺、脾、肝、肾称为五脏。五脏具有化生和贮藏精气的共同生理功能。其中，心为君主之官，心的生理功能起着主宰作用。

（1）心

藏象学说中的心，在中医文献中有血肉之心和神明之心之别。血肉之心指实质性的心脏；神明之心是侧重于脑接受和反映外界事物，进行意识、思维、情志等精神活动的功能。中医学把精神意识思维活动归属于心，故有神明之心的说法。

①心主血脉　心主血脉，指心有主管血脉和推动血液循行于脉中的作用。心主血脉的生理作用有二，一是行血以输送营养物质，二是生血，使血液不断地得到补充。通过传统运动方法可使心气旺盛，从而脉搏有力，面色红润且有光泽。

②心主神志　心主神志，即心主神明，又称心藏神。心藏神，为人体生命活动的中心。其生理作用有二，其一，主思维、意识、精神，其二，主宰生命活动，神明之心为人体生命活动的主宰。五脏六腑必须在心的统一指挥下，才能进行统一协调的正常的生命活动。传统运动方法就是通过集中意念，使大脑达到一个“入静”的状态，从而达到养“神明”之目的。

③心为阳脏而主阳气　心为阳中之太阳，以阳气为用。心的阳气能推动血液循环，维持人的生命活动，凡脾胃之腐熟运化，肾阳之温煦蒸腾，以及全身的水液代谢、汗液的调节等等，心阳皆起着重要作用。

④心气与夏气相通应　心应夏气，心与夏季、南方、热、火、苦味、赤色等有着内在联系。天人相应，自然界中在夏季以火热为主，在人体则与阳中之太阳的心相通应。心通于夏气，是说心阳在夏季最为旺盛，功能最强。

（2）肺

肺在五行属金，为阳中之阴脏。主气司呼吸，助心行血，通调水道。在五脏六腑中，位居最高，为五脏之长。

①肺主气　肺主气是肺主呼吸之气和肺主一身之气的总称。肺主呼吸之气是指肺通过呼吸运动，吸入自然界的清气，呼出体内的浊气，实现体内外气体交换的功能。肺主一身之气是指肺有主持、调节全身各脏腑之气的作用，即肺通过呼吸而参与气的生成和调节气机的作用。通过传统运动方法，可使天地之精气内纳，使脏腑中的浊气外吐。

②肺主通调水道　肺主通调水道，是指肺的宣发和肃降对体内水液输布、运行和排泄的疏通和调节作用。

③肺主治节　肺主治节是指肺辅助心脏治理调节全身气、血、津液及脏腑生理功能的作用。心为君主之官，为五脏六腑之大主。心为君主，肺为辅相。人体各脏腑组织之所以依着一定的规律活动，有赖于肺协助心来治理和调节。

④肺主宣发肃降　宣发，即宣通和发散之意。肃降，清肃下降之意。肺气必须在清虚宣降的情况下才能保持其主气、司呼吸、助心行血、通调水道等正常的生理

功能。

⑤ 肺为华盖　华盖，原指古代帝王的车盖。肺为华盖是指肺在体腔中位居最高，具有保护诸脏、抵御外邪的作用。

⑥ 肺为娇脏　肺为娇脏是指肺脏清虚娇嫩而易受邪侵的特性。

⑦ 肺气与秋气相应　肺为清虚之体。性喜清润，与秋季气候清肃、空气明润相通应。故肺气在秋季最旺盛，秋季也多见肺的病变。肺气旺于秋，肺与秋季、西方、燥、金、白色、辛味等有内在的联系。

（3）肝

肝与胆、目、筋、爪等构成肝系统。主疏泄、喜条达而恶抑郁，体阴用阳。在五行属木，为阴中之阳。

① 肝主疏泄　肝主疏泄，是指肝具有疏通、舒畅、条达以保持全身气机疏通畅达、通而不滞、散而不郁的作用。肝主疏泄是保证机体多种生理功能正常发挥的重要条件。

② 肝主藏血　肝藏血是指肝脏具有贮藏血液、防止出血和调节血量的功能，故有肝主血海之称。

③ 肝喜条达恶抑郁　肝为风木之脏，肝气升发，喜条达而恶抑郁。肝属木，木性条达，故条达亦为肝之性。若肝气升发不及，郁结不舒，就会出现胸胁满闷、胁肋胀痛、抑郁不乐等症状。如肝气升发太过，则见急躁易怒、头晕目眩、头痛头胀等症状。中国传统运动方法通过使人放松、入静，可使练习者的情绪安定，使肝的疏泄功能及藏血功能维持正常。

④ 肝为刚脏　肝为风木之脏，其气易逆易亢，其性刚强，故称刚脏。肝脏具有刚强之性，其气急而动，易亢易逆，故被喻为“将军之官”。肝体阴用阳，其气主升主动，喜条达而恶抑郁，也忌过亢。肝为刚脏由肝体阴用阳之性所致。肝体阴柔，其用阳刚，阴阳和调，刚柔相济，则肝的功能正常。

⑤ 肝体阴而用阳　肝为刚脏，以血为体，以气为用，体阴而用阳。肝为藏血之脏，血属阴，故肝体为阴；肝主疏泄，性喜条达，内寄相火，主升主动，故肝用为阳。

⑥ 肝气与春气相应　肝与东方、风、木、春季、青色、酸味等有着一定的内在联系。春季为一年始，阳气始生，万物以荣，气候温暖多风。天人相应，同气相

求，在人体则与肝相应。故肝气在春季最旺盛，反应最强。

（4）脾

脾与胃、肉、唇、口等构成脾系统。为气血生化之源，人体脏腑百骸皆赖脾以濡养，故有“后天之本”之称。五行属土，为阴中之至阴。

① 脾主运化　脾主运化，指脾具有将水谷化为精微，并将精微物质转输至全身各脏腑组织的功能。实际上，脾就是对营养物质的消化、吸收和运输的功能。传统运动养生功法中的八段锦、五禽戏中都有一些动作是用来调理脾胃的；还有一些动作要领可以直接作用于脾胃，如“意守丹田”“舌抵上腭”等可以促进消化，又如“虚领顶劲”有助于脾的升清功能。

② 脾主统血　脾主统血，指脾具有统摄血液，使之在经脉中运行而不溢于脉外的功能。

③ 脾主升清　脾主升清是指脾具有将水谷精微等营养物质，吸收并上输于心、肺、头目，再通过心肺的作用化生气血，以营养全身，并维持人体内脏位置相对恒定的作用。这种运化功能的特点是以上升为主，故说“脾气主升”。

④ 脾宜升则健　五脏各有升降，心肺在上，在上者宜降；肝肾在下，在下者宜升；脾胃居中，在中者能升能降。脾性主升，是指脾的气机运动形式以升为要。脾升则脾气健旺，生理功能正常，故曰“脾宜升则健”（《临证指南医案·卷二》）。

⑤ 脾喜燥恶湿　脾为太阴湿土之脏，胃为阳明燥土之腑。脾喜燥恶湿，与胃喜润恶燥相对而言。脾能运化水湿，以调节体内水液代谢的平衡。脾虚不运则最易生湿，而湿邪过胜又最易困脾。脾具有恶湿的特性，并且对于湿邪有特殊的易感性。

⑥ 脾气与长夏相应　脾主长夏，脾气旺于长夏，脾脏的生理功能活动，与长夏的阴阳变化相互通应。此外，脾与中央方位、湿、土、黄色、甘味等有内在联系。

（5）肾

肾与膀胱、骨髓、脑、发、耳等构成肾系统。主藏精，主水液，主纳气，为人体脏腑阴阳之本，生命之源，故称为“先天之本”。在五行属水，为阴中之阳。

① 肾藏精　肾藏精是指肾具有贮存、封藏人身精气的作用。广义之精是构成人体的维持人体生长发育、生殖和脏腑功能活动的有形的精微物质的统称，包括禀受

于父母的生命物质，即先天之精，以及后天获得的水谷之精，即后天之精。狭义之精是禀受于父母而贮藏于肾的具生殖繁衍作用的精微物质，又称生殖之精。肾中精气不仅能促进机体的生长、发育和繁殖，而且还能参与血液的生成，提高机体的抗病能力。

② 肾主水液　水液是体内正常液体的总称。肾主水液，从广义来讲，是指肾为水脏，泛指肾具有藏精和调节水液的作用。从狭义而言，是指肾主持和调节人体水液代谢的功能。肾主水的功能是靠肾阳对水液的气化来实现的。肾脏主持和调节水液代谢的作用，称作肾的“气化”作用。

③ 肾主纳气　肾主纳气，是指肾有摄纳肺吸入之气而调节呼吸的作用。人体的呼吸运动，虽为肺所主，但吸入之气，必须下归于肾，由肾气为之摄纳，呼吸才能通畅、调匀。正常的呼吸运动是肺肾之间相互协调的结果。肺主降，肾主纳，练习者通过呼吸使气沉丹田时，便可增强肺的肃降和肾的摄纳功能。吸入的天地之精气与肾中的先天之精气相合，便可化生为人体的真元之气，而使人体内部的元气迅速凝聚加强。

④ 肾主一身阴阳　肾阴和肾阳二者之间相互制约、相互依存、相互为用，维持着人体生理上的动态平衡。从阴阳属性来说，精属阴，气属阳，所以有时也称肾精为“肾阴”，肾气为“肾阳”。肾阴充则全身诸脏之阴亦充，肾阳旺则全身诸脏之阳亦旺盛。所以说，肾阴为全身诸阴之本，肾阳为全身诸阳之根。

⑤ 肾主封藏　肾主封藏是指肾贮藏五脏六腑之精的作用。封藏是肾的重要生理特性。肾主封藏的理论对养生具有重要指导意义，养生学非常强调收心神、节情欲、调七情、省操劳以保养阴精，使肾精充盈固秘而延年益寿。

⑥ 肾气与冬气相应　肾与冬季、北方、寒、水、咸味等有着内在联系，如冬季寒水当令，气候比较寒冷。水在天为寒，在脏为肾。冬季的岁运，正常为“静顺”，万物归藏；在人应肾，阴平阳秘，封藏有节。不及为“涸流”，太过为“流衍”。不及与太过，四时阴阳异常，在人则肾之阴阳失调，封藏失职。

2. 六腑

六腑，是胆、胃、小肠、大肠、膀胱、三焦的总称。它们的共同生理功能是“传化物”，其生理特点是“泻而不藏”“实而不能满”。六腑的生理特性是受盛和传化水谷，具有通降下行的特性。

（1）胆

胆居六腑之首，属阳属木，与肝相表里，肝为脏属阴木，胆为腑属阳木。胆贮藏排泄胆汁，主决断，调节脏腑气。

① 胆主贮藏和排泄胆汁　胆汁由肝脏形成和分泌出来，然后进入胆腑贮藏、浓缩之，并通过胆的疏泄作用而入于小肠，以促进饮食物的消化。

② 胆主决断　胆主决断，指胆在精神意识思维活动过程中，具有判断事物、作出决定的作用。胆主决断对于防御和消除某些精神刺激（如大惊大恐）的不良影响，以维持和控制气血的正常运行，确保脏器之间的协调关系有着重要的作用。

③ 胆主调节脏腑气机　胆合于肝，助肝之疏泄，以调畅气机，则内而脏腑，外而肌肉，升降出入，纵横往来，并行不悖，从而维持脏腑之间的协调平衡。

④ 胆气主升　胆气主升，实为胆的升发条达之性，与肝喜条达而恶抑郁同义。胆气升发疏泄正常，则脏腑之气机升降出入正常，从而维持其正常的生理功能。

⑤ 胆性喜宁谧　胆为清净之府，喜宁谧而恶烦扰。

（2）胃

胃主受纳腐熟水谷，为水谷精微之仓、气血之海，胃以通降为顺，与脾相表里，脾胃常合称为“后天之本”。胃与脾同居中土，胃为燥土属阳，脾为湿土属阴。

① 胃主受纳水谷　胃主受纳是指胃有接受和容纳水谷的作用。饮食入口，经过食管，容纳并暂存于胃腑，这一过程称为受纳，故称胃为“太仓”“水谷之海”。

② 胃主腐熟水谷　腐熟是饮食物经过胃的初步消化，形成食糜的过程。胃主腐熟是指胃有将食物消化为食糜的作用。

③ 胃主通降　胃主通降与脾主升清相对。胃主通降是指胃的气机宜通畅、下降的特性。胃之通降是降浊，降浊是受纳的前提条件。

④ 胃喜润恶燥　喜润恶燥是指胃喜于滋润而恶于燥烈的特性。胃之受纳腐熟，不仅赖胃阳的蒸化，更需胃液的濡润。胃中津液充足，方能消化水谷，维持其通降下行之性。

（3）小肠

小肠主受盛化物和泌别清浊，与心相表里，属火、属阳。

① 小肠主受盛化物　小肠主受盛化物是小肠主受盛和主化物的合称，小肠盛受了由胃腑下移而来的初步消化的饮食物，起到容器的作用，即受盛作用；经胃初步消化的饮食物，在小肠内必须停留一定的时间，由小肠对其进一步消化和吸收，将水谷化为可以被机体利用的营养物质，精微由此而出，糟粕由此下输于大肠，即化物作用。

② 小肠主泌别清浊　所谓泌别清浊，是指小肠对承受胃初步消化的饮食物，在进一步消化的同时，进行分别水谷精微和代谢产物的过程。

（4）大肠

大肠主传导和主津，即传化糟粕和吸收津液，属金、属阳。

① 大肠主传导　大肠主传导是指大肠有接受小肠下移的饮食残渣，使之形成粪便，经肛门排出体外的作用。

② 大肠主津　大肠接受由小肠下注的饮食物残渣和剩余水分之后，将其中的部分水液重新吸收，使残渣糟粕形成粪便而排出体外。大肠重新吸收水分，参与调节体内水液代谢的功能，称为“大肠主津”。

大肠在脏腑功能活动中，始终不断地接受小肠下移的饮食残渣并形成粪便而排泄糟粕，表现为积聚与输送并存，实而不能满的状态，故以降为顺，以通为用。

（5）膀胱

膀胱又称净腑、水府、玉海、脬、尿胞，主贮存尿液及排泄尿液，与肾相表里，在五行属水，其阴阳属性为阳。

（6）三焦

三焦，是藏象学说中的一个特有名称。三焦是上焦、中焦、下焦的合称，为六腑之一，属脏腑中最大的腑，又称外腑、孤府。主升降诸气和通行水液，其阴阳属性为阳。

① 通行元气　元气是人体最根本的气，为人体脏腑阴阳之本，生命活动的原动力。元气通过三焦而输布到五脏六腑，充沛于全身，以激发、推动各个脏腑组织的功能活动。所以说，三焦是元气运行的通道。

② 疏通水道　“三焦者，决渎之官，水道出焉。”（《黄帝内经·素问·灵兰秘典论》）三焦能通调水道，调控体内整个水液代谢过程，在水液代谢过程中起着重要作用。

③ 运行水谷　“三焦者，水谷之道。”（《难经·三十一难》）三焦具有运行水谷、协助输布精微、排泄废物的作用。

④ 上焦如雾　上焦如雾是指上焦主宣发卫气，敷布精微的作用。上焦接受来自中焦脾胃的水谷精微，通过心肺的宣发敷布，布散于全身，发挥其营养滋润作用，若雾露之溉，故称“上焦如雾”。因上焦接纳精微而布散，故又称“上焦主纳”。

⑤ 中焦如沤　中焦如沤是指脾胃运化水谷、化生气血的作用。胃受纳腐熟水谷，由脾之运化而形成水谷精微，以此化生气血，并通过脾的升清转输作用，将水谷精微上输于心肺以濡养周身。因为脾胃有腐熟水谷、运化精微的生理功能，故喻之为“中焦如沤”。因中焦运化水谷精微，故称“中焦主化”。

⑥ 下焦如渎　下焦如渎是指肾、膀胱、大小肠等脏腑主分别清浊、排泄废物的作用。因下焦疏通二便，排泄废物，故又称“下焦主出”。

3. 奇恒之府

脑、髓、骨、脉、胆、女子胞，总称为奇恒之府。奇恒之府的形态似腑，而功能似脏。除胆属于六腑之外，其余的五个奇恒之府都没有与五脏的表里配合，也没有五行的配属，但与奇经八脉有关。

四、经络

经络，是经脉和络脉的总称。经络相贯，遍布全身，通过有规律的循行及复杂的联络交会，组成了经络系统。经络系统把人体五脏六腑、肢体官窍、皮肉筋骨等组织紧密地联结在一起，形成了统一的有机整体，从而保证了人体生命活动的正常进行。所以说，经络是运行全身气血，联络各个脏腑肢节，沟通内外上下，可以调节人体功能的一种特殊的通路系统。

经络系统是由经脉、络脉及其连属部分构成的，其中经脉和络脉是经络系统的主体。经脉系统分为十二经脉和奇经，其中十二经脉又分为十二正经、十二经别、十二经筋、十二皮部。络脉系统则包括十五别络、孙络和浮络等。

经络学说不仅是中国医学的一大特色，也是中国传统运动养生的重要理论依据之一。在传统中医学看来，经络是一个庞大系统，经络系统遍布人体周身上下和内外，既是人体气血、津液运行的通道，又是联络五脏六腑的径路。经络的生理作用有很多，概括起来，有着运行气血、营内卫外、联络脏腑、沟通上下等多种作用。同时，经络也可以成为外邪侵扰、内病滋生、病邪传变、内邪外出的通道。传统的养生运动方法，也正是根据人体经络的特点，通过疏通经络来实现其医疗保健作用。在运动时，意念所注意的部位是经络的径路和腧穴所在之处。而腧穴则是气血汇聚和经气出入流注的地方。人在运动时，以意引气，实际上就是引导真气循经运行。中医学经常提到的“痛则不通，通则不痛”，就是在说经络不通是造成多种病痛的原因，想要消除病痛，就要疏通经络。练功者通过呼吸锻炼、肢体活动，或者按摩拍打，可以促使气血循经络互流，可以促进百脉调和、气血充盈，以发挥保健的作用。

1. 十二经脉

十二经脉简介见上文。十二经脉常用穴位及其定位如下。

孔最：手太阴肺经穴，前臂内侧桡侧缘，距腕横纹7寸（图1-1）。

内关：手厥阴心包经穴，腕横纹上2寸，掌长肌腱与桡侧腕屈肌腱之间（图1-2）。

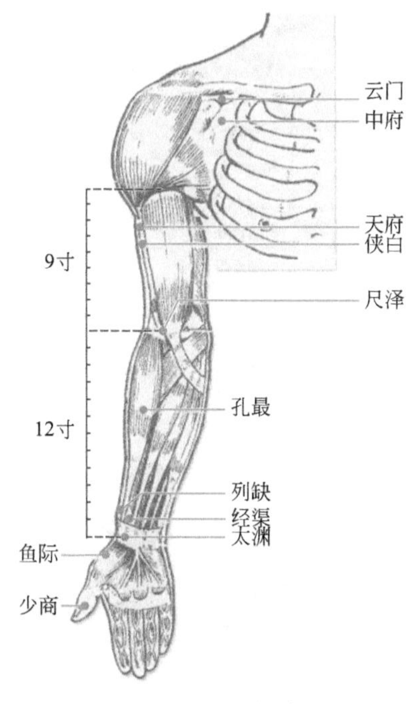

图1-1　手太阴肺经穴

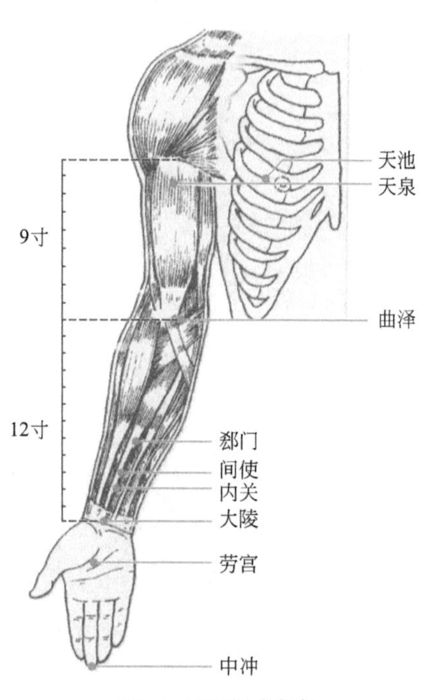

图1-2　手厥阴心包经穴

劳宫：手厥阴心包经穴，掌心横纹中，第3掌骨的桡侧；屈指握拳时，中指指尖所点处（图1-2）。

神门：手少阴心经经穴，尺侧腕屈肌腱的桡侧缘，腕横纹上（图1-3）。

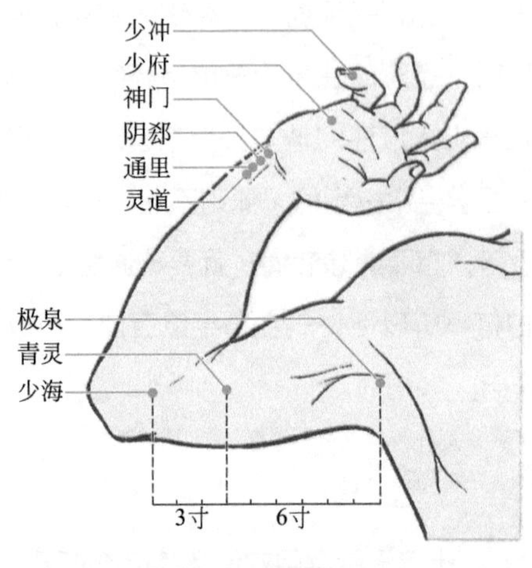

图1-3　手少阴心经穴

合谷：手阳明大肠经穴，第1、2掌骨之间，约第2掌骨桡侧之中点处（如图1-4）。

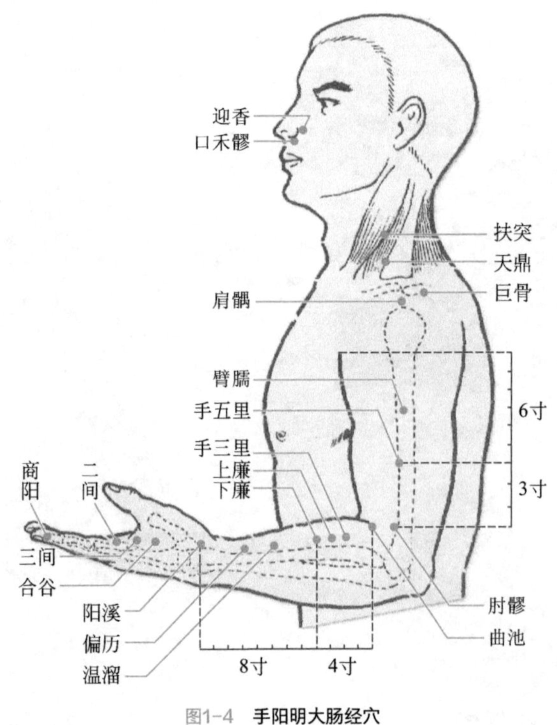

图1-4　手阳明大肠经穴

曲池：手阳明大肠经穴，曲肘，在肘横纹桡侧纹端的尽头（图1-4）。

外关：手少阳三焦经穴，腕背横纹上两寸（图1-5）。

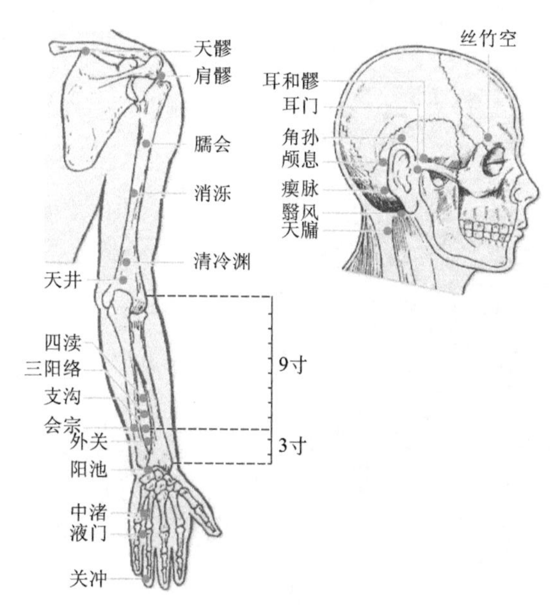

图1-5 **手少阳三焦经穴**

天宗：手太阳小肠经穴，肩胛冈下缘与肩胛下角的1/3折点处（图1-6）。

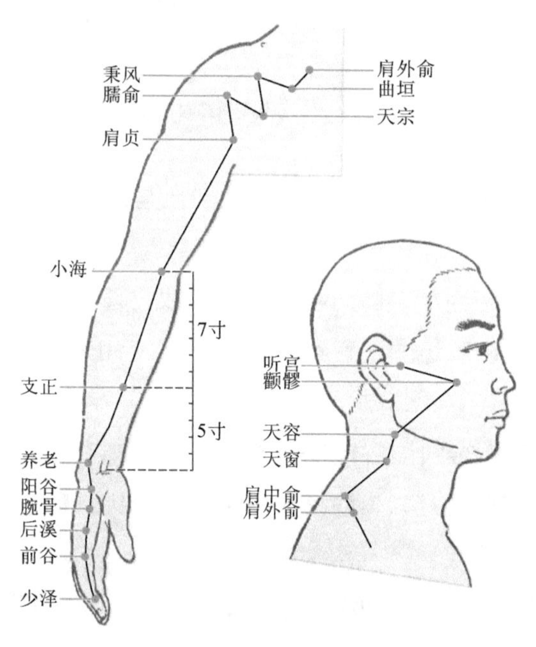

图1-6 **手太阳小肠经穴**

足三里：足阳明胃经穴，膝下3寸，距胫骨前嵴外侧1横指，胫骨前肌上（图1-7）。

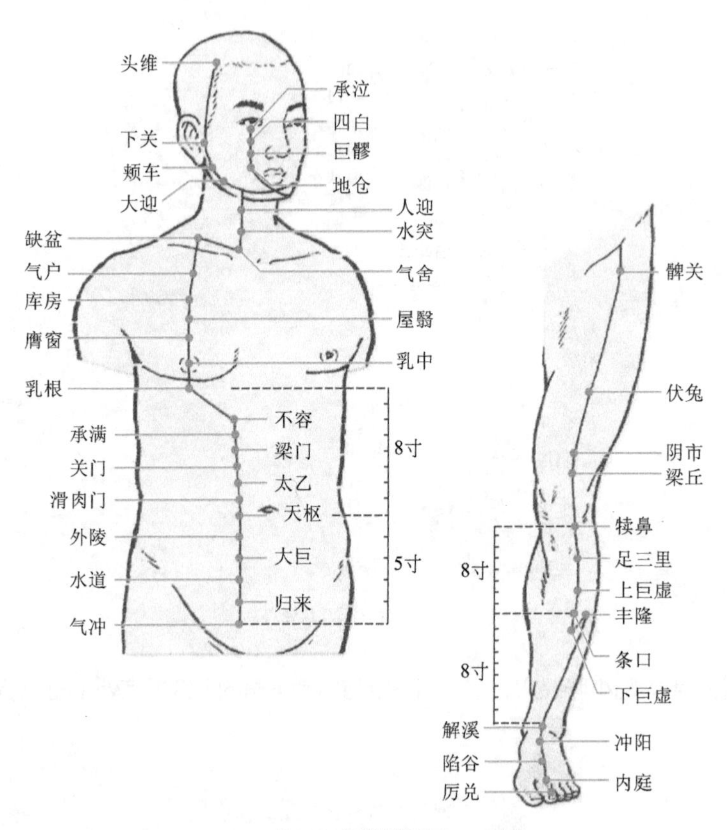

图1-7 **足阳明胃经穴**

风池：足少阳胆经穴，项后，胸锁乳突肌与斜方肌上端之间的凹陷中（图1-8）。

阳陵泉：足少阳胆经穴，腓骨小头前下方凹陷处（图1-9）。

肾俞：足太阳膀胱经穴，第2腰椎棘突下，后正中线两侧各旁开1.5寸（图1-10）。

玉枕：足太阳膀胱经穴，枕外粗隆上缘外侧（图1-11）。

委中：足太阳膀胱经穴，腘横纹中央，股二头肌腱与半腱肌腱的中间（图1-11）。

承山：足太阳膀胱经穴，小腿后面正中，当伸直小腿时腓肠肌肌腹下出现的交角处（图1-11）。

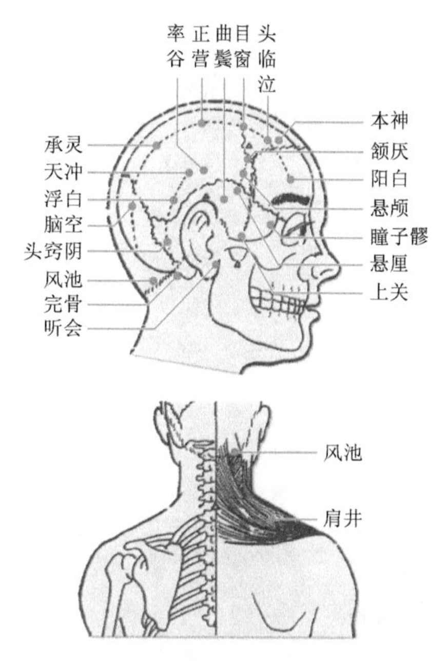

图1-8　足少阳胆经穴1

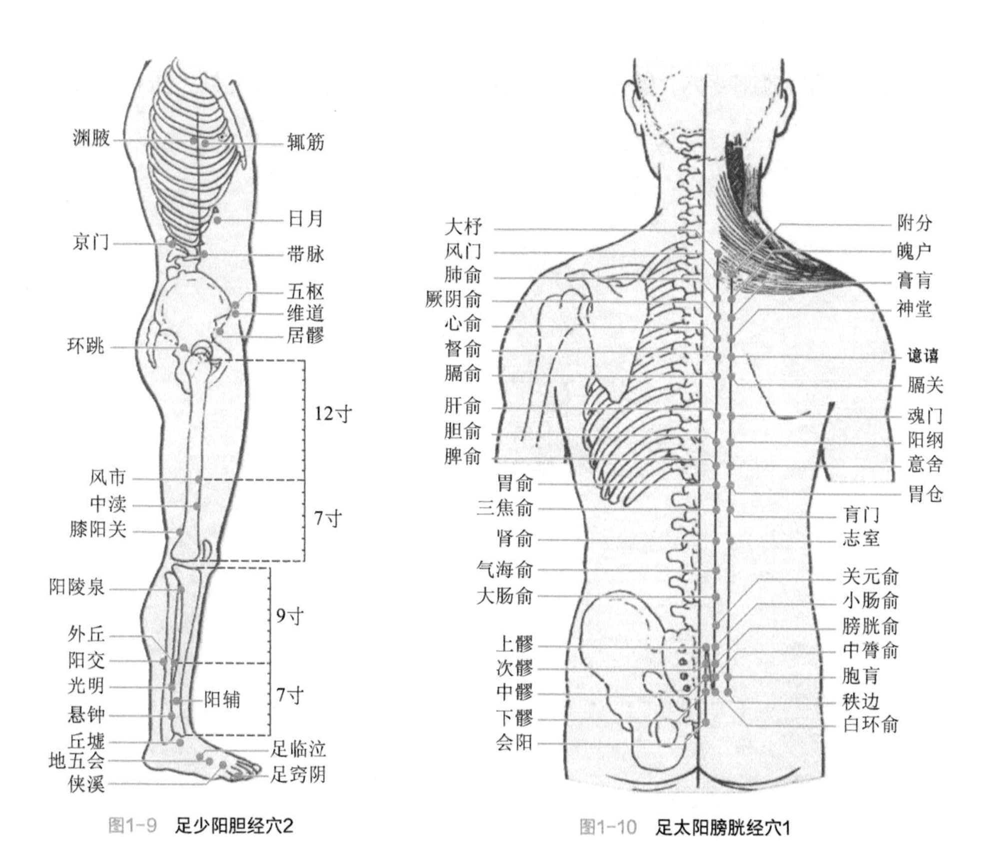

图1-9　足少阳胆经穴2

图1-10　足太阳膀胱经穴1

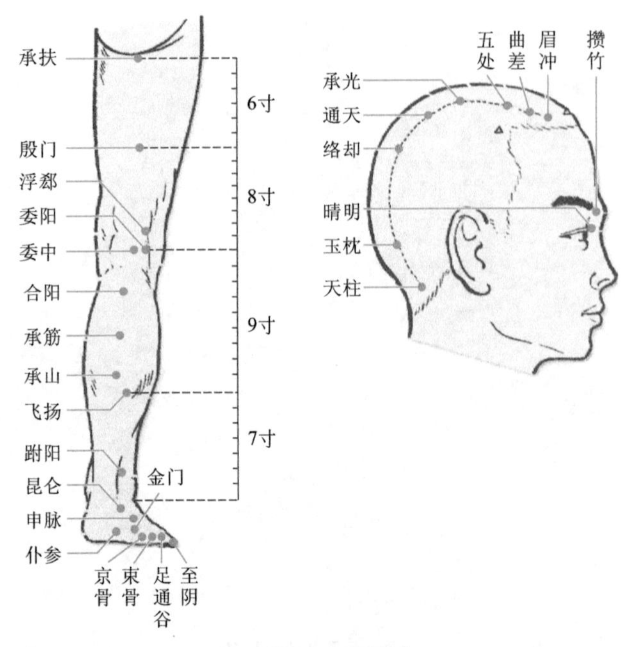

图1-11　**足太阳膀胱经穴2**

三阴交：足太阴脾经穴，内髁上3寸，胫骨内后缘（图1-12）。

血海：足太阴脾经穴，髌骨内上缘2寸，股四头肌内侧头的隆起处（图1-12）。

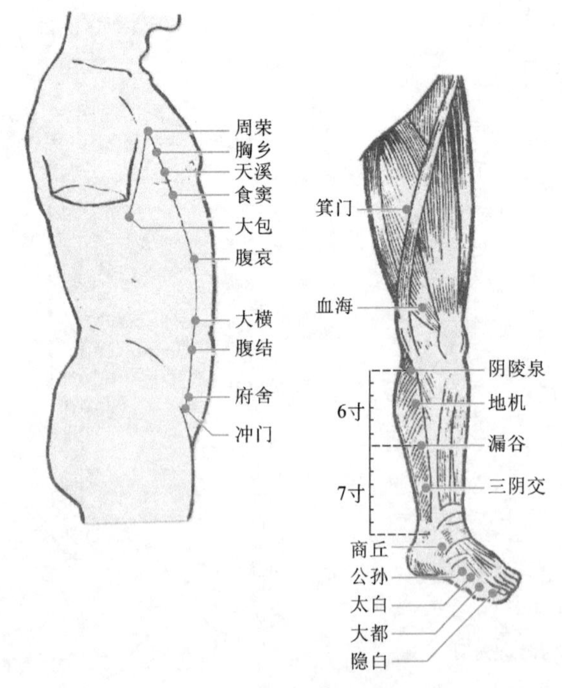

图1-12　**足太阴脾经穴**

太冲：足厥阴肝经穴，足第1、2跖骨结合部之前的凹陷中（图1-13）。

涌泉：足少阴肾经穴，足心前1/3的凹陷中（图1-14）。

太溪：足少阴肾经穴，内踝与跟腱之间的凹陷中（图1-14）。

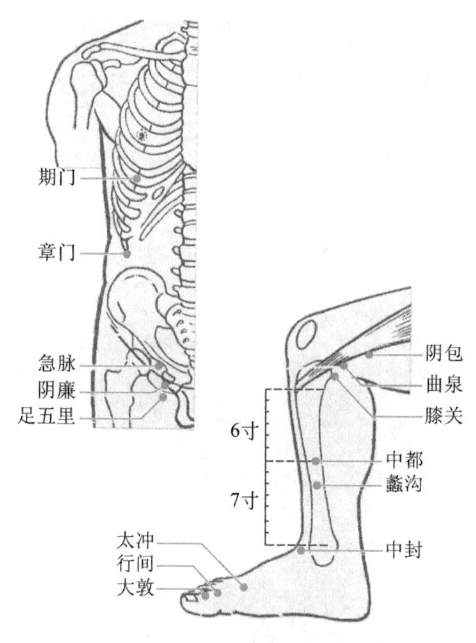

图1-13 **足厥阴肝经穴**

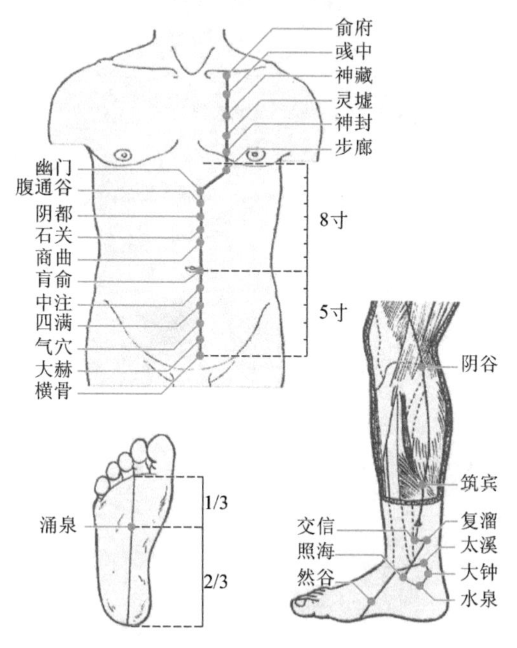

图1-14 **足少阴肾经穴**

2. 奇经八脉

奇经八脉是指十二经脉之外的八条经脉，包括任脉、督脉、冲脉、带脉、阴跷脉、阳跷脉、阴维脉、阳维脉。奇者，异也。因其异于十二正经，故称“奇经”。它们既不直属脏腑，又无表里配合。其生理功能，主要是对十二经脉的气血运行起着溢蓄、调节作用。任督二脉循经见图1-15、图1-16。

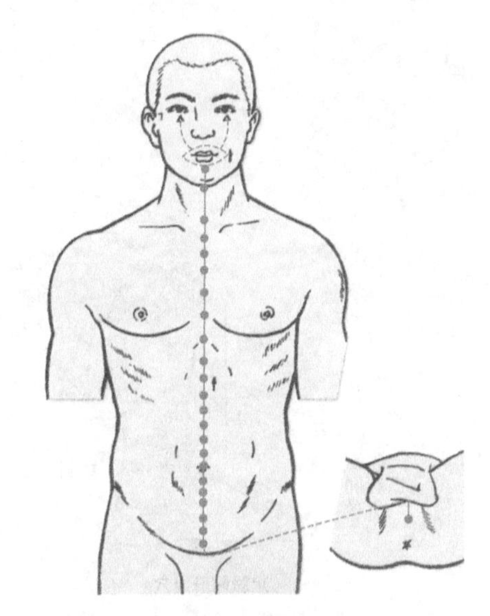

图1-15　**任脉循行图**

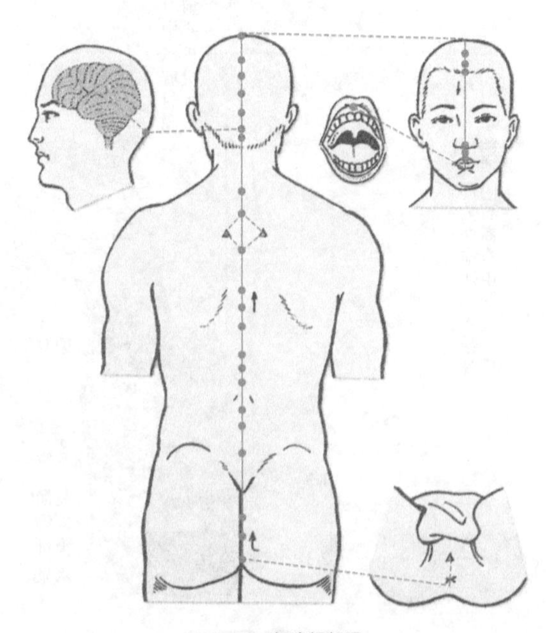

图1-16　**督脉循行图**

奇经八脉的共同生理功能有以下几点。①进一步加强十二经脉之间的联系。督脉能总督一身之阳经；任脉联系总任一身之阴经；带脉约束纵行诸脉。二跷脉主宰一身左右的阴阳；二维脉维络一身表里的阴阳。奇经八脉进一步加强了机体各部分的联系。② 调节十二经脉的气血。十二经脉气有余时，则蓄藏于奇经八脉；十二经脉气血不足时，则由奇经“溢出”及时给予补充。③奇经八脉与肝、肾等脏及女子胞、脑、髓等奇恒之府有十分密切的关系，相互之间在生理、病理上均有一定的联系。

任督二脉常用穴位及其定位如下。

关元：任脉穴，脐下3寸（图1-17）。

气海：任脉穴，脐下1.5寸（图1-17）。

神阙：任脉穴，脐中（图1-17）。

中脘：任脉穴，脐上4寸（图1-17）。

膻中：任脉穴，两乳头间，胸骨中线上，平第4肋间隙（图1-17）。

承浆：任脉穴，颏唇沟正中凹陷处（图1-17）。

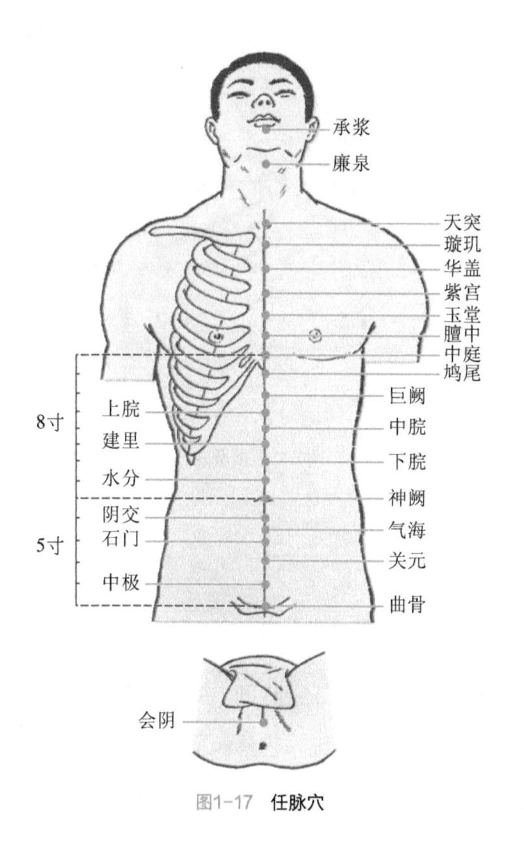

图1-17　任脉穴

腰俞：督脉穴，在骶部，后正中线上，适对骶管裂孔（图1-18）。

命门：督脉穴，第2腰椎棘突下凹陷处（图1-18）。

大椎：督脉穴，第7颈椎棘突下凹陷中（图1-18）。

风府：督脉穴，后正中线上，后发际直上1寸处（图1-18）。

百会：督脉穴，前顶后1.5寸，或头部中线与两耳尖连线的交点处（图1-18）。

人中：督脉穴，人中沟上1/3与中1/3的交点处（图1-18）。

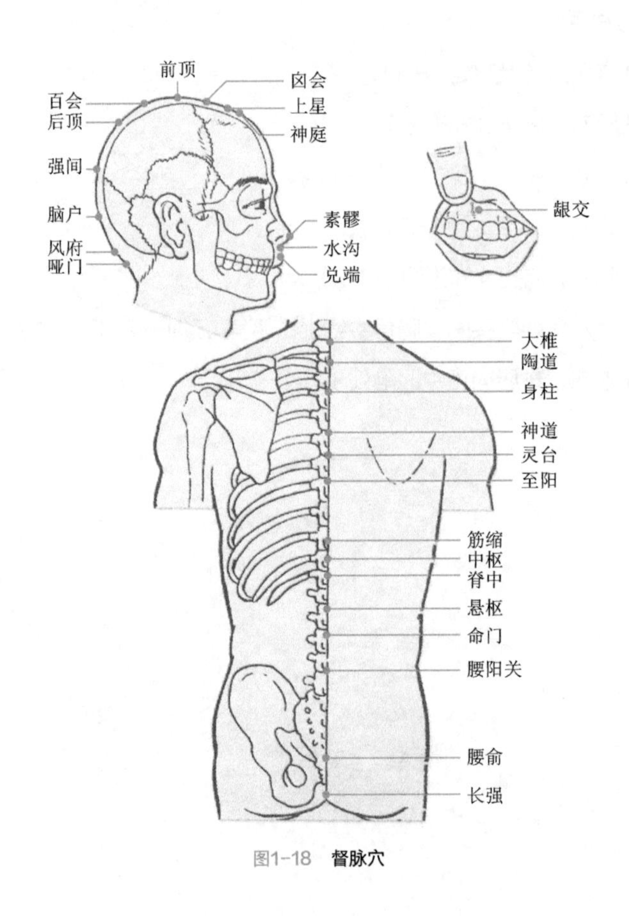

图1-18 **督脉穴**

3. 经别、络脉、经筋、皮部

（1）经别

经别为十二经别的简称，是十二经脉别出的，分布于胸腹和头部，沟通表里两经并加强与脏腑联系的另一经脉系统。它是包括在十二经脉范围以内的经脉，故称其为“别行的正经”。

（2）络脉

络脉是自经脉别出的分支，又称“别络”，主要有十五络脉，十五络脉是由十二经脉和任、督二脉的别络及脾之大络所组成的。

从络脉分出的更细小的络脉称“孙络”。分布在皮肤表面的络脉叫作“浮络”。络脉从大到小，分成无数细支遍布全身，将气血渗灌到人体各部位及组织中去，这样就使在经络中运行的气血，由线状流行扩展为面状弥散，对整体起营养作用。

（3）经筋

经筋为十二经筋的简称，是十二经的经气濡养筋肉骨节的体系，是附属于十二经脉的筋膜系统，是经脉经气在人体四肢百骸、骨骼筋肉之间运行的另一径路。因其运行于体表筋肉，故称经筋。经筋也分手足三阴三阳，其数目与经脉相同，其循行道路也多与经脉相接。

（4）皮部

皮部为十二皮部的简称，是十二经脉功能活动反映于体表的部位，是经络之气散布的区域，即全身体表皮肤按十二经脉分布划分的十二个部位。经脉、经别、络脉、经筋，大体上都是分手足三阴三阳。在体表的皮肤也是按经络来分区，故称十二皮部。十二皮部属于人体的最外层，又与经络气血相通，为机体卫外的屏障，具有保卫机体、抗御外邪和反映病理变化的作用。

第二节 中医功法养生的特点

一、调息

调息即调整呼吸，是指在练习时要求呼吸深长、缓慢、均匀，在自然呼吸的前提下，鼻吸、鼻呼，或鼻吸、口呼，逐渐把呼吸练得柔和、细缓、均匀、深长。通过呼吸的调整可以按摩内脏，促进血液循环，增进器官功能，同时可以兴奋呼吸中枢，进一步影响和调节自由神经系统。

二、调身

调身是指调整身体姿势，轻松自然地运动身体，使自己的身体符合练功姿势、形态的要求，强调身体放松、自然，以使内气循经运行畅通无阻。调身可以使全身的肌肉骨骼放松，有助于中枢神经系统，特别是交感神经系统的紧张性等下降，因而可以诱使情绪得到改善。

三、调心

调心即控制意识，松弛身心，指在形/神松静的基础上，用意守丹田的方法，进一步把心安定下来，排除杂念，以达到“入静”状态。“入”是进入，“静”是安静，“入静”就是达到不受外界刺激影响的清净状态。意守以至于入静时对大脑皮质有调节作用，可以使大脑皮质细胞得到充分的休息，也能对外感性有害刺激产生抵御作用。

四、协调阴阳

传统中医功法养生可以达到协调机体阴阳的目的。“上古之人，其知道者，法于阴阳，和于术数，饮食有节，起居有常，不妄作劳，故能形与神俱，而尽终其天年，度百岁乃去。”(《黄帝内经素·问·上古天真论》) 阴阳调和则精神充旺，邪不能侵，得保健康。

阴平阳秘是维持人体正常生理活动的基础，疾病的发生与发展都是以阴阳学说为理论依据的。所以，传统中医养生功法也与阴阳变化紧密相关。如，阴盛阳虚的患者应选择练习动功，以求助阳胜阴；阴虚阳亢的患者则应选择练习静功为主，以求养阴助阳。夏季练功应以静功为主，以防胜阳；而冬季练功则应以动功为主，以防阴盛。练功时，若病势向上（如肝阳上亢），则意念向下；若病势向下（如气虚脱肛），则意念向上。以上各法，皆为平衡阴阳。

五、畅通经络

传统中医养生功法还可以达到畅通经络的目的，活动筋骨，使气血通畅；还可以开通任督二脉，营运大小周天。“动形以达郁。”(《吕氏春秋》) 坚持运动，既可以调畅气机，又可以畅通经络，保证精气血脉运行不息。

经络遍布全身，不仅是人体气、血、津液运行的通道，还是联络五脏六腑的生理结构。经络有着广泛而重要的生理作用，概括一下，经络有运行全身气血、联络脏腑、沟通内外等作用。因此，传统中医养生功法的保健作用是通过疏通经络来实现的。练功时，意识所在的部位，大多是俞穴所在之处，俞穴是经络气血流注汇聚和经气出入的地方；用意念引导气，常可见到气循经络运行，这种经气传感现象，可以通过锻炼获得；肢体的活动或按摩拍打，可以触动气血循经络互流。百脉皆通，气血充盈，对医疗、保健方面有着重要的意义。

第三节 人体的姿势

一、人体静态的姿势

姿势是指人体各部分之间的一种相互位置关系。良好的姿势是一种肌肉和骨骼的平衡状态，在静止或者工作状态下，用于支撑身体结构，并且防止损伤和进行性畸形，称之为人体静态平衡；这种状态下，肌肉功能最佳，并且为胸腔、腹腔脏器提供最佳位置。不良的姿势是一种身体结构之间的错误关系，增加了支撑结构的张力，使身体有效平衡能力下降。

1. 良好的姿势有哪些好处

（1）健康的需要

正常良好的姿势代表人体发育的正常状态，同时能够保证各个器官、各个生命系统的协调稳定，保持身体健康，长期的偏向性姿势会造成人体肌肉的张力异常，久而久之就会出现因肌肉的异常张力而造成的骨质增生，严重时甚至影响生活。常言道身体是革命的本钱，拥有一个健康的身体相当于人生成功了一半。

（2）预防疾病

不良的姿势能够产生疾病，比如小学生的不正确坐姿，会造成近视、脊柱侧弯、生长发育迟缓、神经系统发育异常等问题。还有一些人喜欢跷二郎腿，长此以往就会造成骨盆倾斜、膝关节受力不均而出现长短腿和顽固性腰骶部疼痛等问题，骨盆倾斜对于孕期女性也是有很大危害的。严重脊柱侧弯的患者会有长期的后背痛、呼吸困难，甚至影响消化系统、泌尿系统等。如果人们能够保持正确的姿势就不会出现此类问题，不仅仅可以减轻家庭负担，对于个人的生存质量也是有很大的提升。保持正确的姿势，避免人体的力学平衡被破坏，会为人们的健康人生增色添彩。

（3）提升自信

随着社会的发展和进步，人民的物质水平得到了极大的提高，精神需求日益递增，越来越多的人会关注自己的形体。对于人体美学的追求是人与生俱来的本能，良好的姿势能够让人以光鲜靓丽的形象展示给大家，同时也能提升个人的自信。

2. 不良姿势的危害

（1）加速退变

由于姿势的不正确，肌肉力量会不均衡，势必导致一部分肌肉在骨骼上的附着点应力增加，随着时间的推移就会造成人体中钙盐等无机盐的沉积而造成骨质增生。骨质增生占据了原有结构应有的位置，就会刺激周围组织产生炎症、粘连、损伤，造成疼痛。这也就出现了二十多岁的年轻人骨质增生变得如同四五十岁的中年人。这样的问题比比皆是，比如现代生活方式的改变，人们多以电脑、手机为主要的工作工具，长期低头造成颈椎正常曲度的消失甚至反张，就会出现颈肩酸痛、头晕耳鸣等一系列症状，在正值花样年华的岁月却承担不应有的痛苦折磨。

（2）容易受伤

以经常爱跷二郎腿的人为例，这样的人会出现腰骶部的疼痛，这是因为长时间跷二郎腿扭转骨盆引起骨盆倾斜造成的，这样的人在弯腰搬重物的时候腰两侧的肌肉就会受力不均衡，容易出现一侧拉伤疼痛。只要身体的某个部位受力不均衡，在需要支撑的时候就会露出自己的薄弱环节。

另外，不良姿势会使人的协调性变差，还会影响人的情绪和心情。

3. 正常静态姿势

什么是人体正常的姿势结构呢？可以从前侧、侧面、后侧进行观察。

（1）前面观检查要点

① 脚和脚踝：直且平行，不内转，不外旋。

② 膝盖：和脚趾方向一致，没有内收，没有外展。

③ 腰、骨盆、臀部：左右髂前上棘的位置应对称，高低一致。

④ 肩部：没有耸肩，没有圆肩。

⑤ 头部：自然中立位，没有倾斜，没有旋转。

（2）侧面观检查要点

① 脚和脚踝：自然位置，大腿与足底垂直。

② 膝盖：自然位置，没有屈曲，没有超伸。

③ 腰、骨盆、臀部：在自然位置，骨盆没有前倾（腰椎没有超伸），骨盆没有后倾（腰椎屈曲）。

④ 肩部：正常脊柱后凸的曲线，没有圆肩。

⑤ 头部：自然中立位，没有过度前探。

（3）后面观检查要点

① 脚和脚踝：脚跟竖直并平行，没有过度内转。

② 膝盖：自然位置，没有内收，没有外展。

③ 腰、骨盆、臀部：左右髂前上棘的位置应对称，高低一致。

④ 肩部：没有耸肩，没有圆肩，肩胛骨内侧边界基本平行，肩胛骨间7～10cm的距离。

⑤ 头部：自然中立位，没有倾斜，没有旋转。

4. 静态不良姿势

（1）上交叉综合征（图1-19）

上交叉综合征（upper-crossed syndrome, UCS）是由弗拉基米尔·扬达博士首次提出，是一种上肢动作模式异常综合征，也被称作近端或肩带综合征；是指由于长时间低头伏案或过度锻炼胸部肌肉（忽视背部肌肉锻炼且不进行胸部肌肉拉伸练习）造成相应部位肌肉不平衡（主要指胸大肌过紧及缩短，菱形肌和

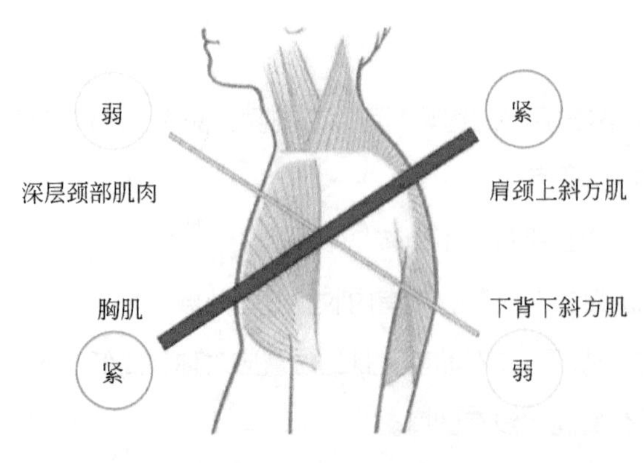

图1-19 **上交叉综合征示意图**

斜方肌中下束被拉长及软弱），形成头部前倾（颈椎正常弧度减少或变直）、含胸（圆肩）、驼背（胸椎曲度增加）、肩胛骨耸起等一系列形体的变化，并进而导致颈肩部肌肉紧张酸痛、头痛头晕、手臂麻木、呼吸不畅、心慌胸闷甚至便秘等各种症状。

正确的上半身姿势应该是无论在坐位还是在站位，都是挺拔的，即下颌微收、头在肩膀之上、肩在躯干之中偏后，正所谓挺胸颔首，双肩打开的姿势。而不良的上半身姿势如长时间低头伏案，含胸驼背，日久因胸前下部和颈背后上部肌肉（如胸大肌、胸小肌、背阔肌、肩胛提肌、斜方肌上束、胸锁乳突肌、斜角肌）紧张和缩短，背后下部和颈前上部肌肉（如菱形肌、斜方肌中下束、前锯肌、使肩外旋的肩袖肌群、深层颈屈肌）被拉长及软弱，强弱肌形成了一种典型的交叉，导致头部前倾（颈椎的正常生理弧度消失或减少）、含胸（圆肩）、驼背（胸椎曲度增加）、肩胛骨耸起等一系列形体变化，并出现相应的临床症状，这就是我们常说的上交叉综合征。

此外，不当的力量训练也会影响人体的形体，如有些健美运动员过度训练胸部肌肉（相对忽略背部肌肉），且不注意进行伸展练习，就会出现上交叉综合征。低头、含胸、驼背、耸肩在形体上就给人一种不是很美观的印象，但这并不是主要的，重点是会导致人体出现一系列的不适，如颈背部肌肉紧张疼痛，甚至头痛头晕、呼吸困难、心慌胸闷等。有研究发现，女性头痛、偏头痛和颈椎疼痛远多于男性，可能与上交叉综合征密切相关，因女性颈部肌肉的力量远小于男性，但头部的重量却几乎相当，在同样的身体姿势下更容易出现上交叉综合征。

① 因头颈部和胸前部肌肉紧张，可引起颈肩背部酸痛，胸骨部疼痛。

② 因颈椎曲度变小甚至消失，严重时压迫颈椎之间的神经，可引起头痛和手臂痛麻，压迫穿行于颈椎间的椎动脉，引起脑供血不足而出现头晕。

③ 因含胸驼背，胸腔容积减少，可引起呼吸不畅，肺活量减少，运动能力下降。

④ 因圆肩姿势会使横膈膜处于紧张缩短状态，造成对大动脉和腔静脉的压迫，使心脏工作负担加重，可引起心慌、胸闷等心脏不适症状。

⑤ 因腹腔容量变化，影响消化和营养吸收，可造成便秘。

⑥ 因圆肩姿势时肩外旋肌力量减弱，导致在肩关节外展过程中无法使上臂及时外旋会造成肱骨大结节与肩峰发生撞击，挤压冈上肌及肱二头肌长头肌腱，因而会出现肩关节外展受限或肩关节外展时发生肩峰下撞击的现象。

（2）下交叉综合征（图1-20）

下交叉综合征（lower-crossed syndrome, LCS）也被称作远端或骨盆交叉综合征。LCS在姿势上的变化可分为两种类型：A类和B类。A类在姿势上的表现为轻微的髋关节屈曲、轻微的膝关节屈曲、骨盆前倾、腰椎前凸增加；B类涉及下背部和胸腰椎部分，腰椎前凸极少，从而产生代偿，使胸椎过度后凸、驼背，头部过度向前牵引，膝关节过度伸展，以维持身体重心。

下交叉综合征属于偏离正常体态，特别是在侧面观察时非常明显。首先了解一下正常理想身体姿势是什么状态。所谓理想体态，从侧面看，如果悬挂一条垂直

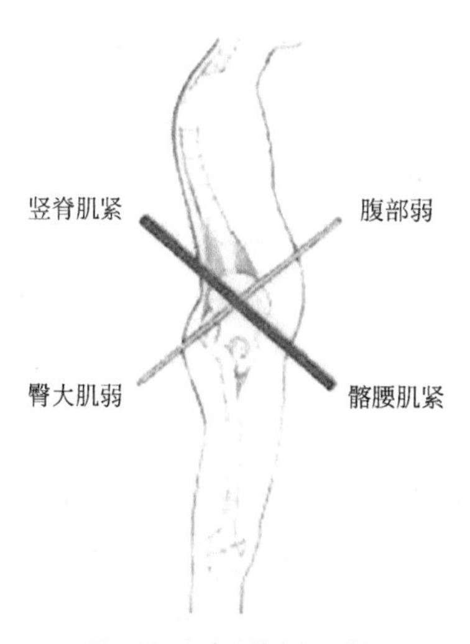

图1-20　下交叉综合征示意图

线，那么这条线可以通过耳垂、肩峰突、躯干中间、股骨大转子、膝关节、踝关节略前一点。当然不是每个人都会达到这样一个完美的姿态，或多或少都会有一些偏离，但是如果有非常明显的偏移，则需要去改善。因为这不只影响美观，同时还会给身体带来伤害。

与理想体态相比，下交叉综合征的体态有明显的骨盆前倾和腰椎过度前弯。那些有啤酒肚的人、孕妇、穿高跟鞋的办公室女性经常出现这样的体态。无论是啤酒肚还是胎儿都有重量，由于重心前移，就会将身体拉向前方，但是正常走路时不可能弯着腰，于是会用腰的力量将身体拉回来，最后就造成了“前挺后撅”的姿态。长期这样的姿态会导致肌肉不平衡，形成交叉部位肌肉软弱变化。较强／紧张的肌肉是髂腰肌、竖脊肌；较弱／放松的肌肉是腹肌群、臀大肌。

当神经对一块肌肉的控制增强，就会自然抑制这块肌肉的拮抗肌的控制。比如，在下交叉综合征中髂腰肌的肌力增强并缩短，就会减少对于拮抗肌（臀大肌）的控制。腹肌被拉长，控制变弱，神经对于它的拮抗肌（竖脊肌）的控制就会增强。

下交叉综合征会产生不良影响。如果经常处于骨盆前倾，腰椎过度前弯的状态，会增加关节（腰椎、膝关节）的压力，第5节腰椎和第1节骶骨周围的软组织受到压力，引起疼痛。影响髋关节伸展时的动态姿势。同时因为重心的改变，可能还会引起膝关节超伸。

（3）旋前变形综合征

良好的姿态可保持身体结构排列良好，是人体正常活动的前提条件。不良的体态会造成肌肉的长度改变和肌肉的不平衡，还会增加关节的压力和增加运动的损伤，常见的一种不良姿态就是旋前变形综合征。

常见的体态表现有足弓塌陷、膝外翻、髋屈曲、髋内收及内旋等，这种体态主要影响下肢髋膝踝的正常功能，长此以往，也会造成足踝膝关节和腰部的疼痛，甚至会影响到肩颈。

（4）足部

足部结构中依靠骨骼的排列和足部的肌肉组织，形成了足部的三个弓：内侧纵弓、外侧纵弓和足横弓。这样的结构形成了人体最下端的“地基”，除了能够很好地支撑人体的重量，也可以改变形态来完成缓冲的功能。在步态中的支撑期时，足部需要变得相对柔软，足弓适度下降，这样才能更好地起到缓冲和减震的作用，这时足部就是通过适度旋前来完成缓冲的功能的。旋前是足弓解锁的主要方式，是指足部同时完成足背屈、足外翻和足外展，这是一个复合动作。

结构决定功能，距下关节是三平面关节，旋前就发生在距下关节，而距上关节是榫卯结构，胫骨会牢牢地卡住距骨，这就决定了距上关节相对更稳定，只是在矢状面产生屈伸的动作，因为这样的构造，距骨的位置变化也会影响到胫骨的变化。

当足旋前的时候，距骨会带动胫骨内旋，股骨同样也会内旋，股骨又会带动髂骨向内旋转，髂骨带动骶骨向内旋转，这样就会带动骨盆向对侧旋转，正常情况下，旋前角度是4° ～ 6° ，当超出这个范围时，就会产生过度旋前，这个时候，下端骨骼较上端骨骼更早地发生相对旋转，足踝内侧、膝关节内侧、髋关节外侧、骶髂关节、腰椎就会产生一个剪切力，久而久之，这些地方就容易发生损伤，产生疼痛。

身体的疼痛有可能就是在这样不良的体态下，又做了一些运动导致损伤而发生的，也有可能没做过多的运动，走着路就能把自己走伤了。正常情况下一个人一天会走5000 ～ 8000步，每走一步就会对关节造成一定的剪切力，当关节和周围的肌肉承受不住那一刻就会产生损伤，所以，走路也可能把自己走伤的。

世界上没有完全相同的两片叶子，人与人之间也存在着个体差异，有些人的代偿能力强，可能就不会产生疼痛。尽管如此，过度旋前也会破坏下肢的生物力学，影响力的传导，产生不良体态，外观上看着很不美丽，这对于爱美的人来说可是相当大的困扰。过度旋前会造成足弓塌陷，这样会让小腿后侧肌群过度代偿，让小腿变得粗壮，膝关节外翻，形成X形腿，髋关节屈曲内旋内收，会造成大腿前侧隆起，假性宽髋，也会导致臀部不能很好地工作，臀部塌陷，骨盆前倾，会造成小腹突出等等。

二、人体动态的姿势

相对于人体静态姿势结构，人体的动态姿势结构更为复杂，人的动作是由多个肌肉和骨骼协同作用的结果，是肩、肘、腕、髋、膝、踝复杂作用的结果，为了便于研究，已将人体动态结构放在步态分析之中。步态就是人步行时的姿势和特征，人体通过各个关节的活动让身体沿一个方向移动，在这个移动过程中，会受到肩、肘、腕、髋、膝、踝，甚至脊柱的影响，也与行为习惯、职业、教育、年龄及性别等因素有关，甚至与疾病状态也有关。

人体步行的控制十分复杂，包括中枢命令、身体平衡及协调控制，涉及下肢各关节和肌肉的协同运动，同时也与上肢和躯干的姿势有关。任何环节的失调都可能影响步态，而异常也有可能被代偿或掩盖。正常步态具有稳定性、周期性、节律性、方向性、协调性以及个体差异性，然而，当人们存在疾病时，这些步态特征将有明显的变化。

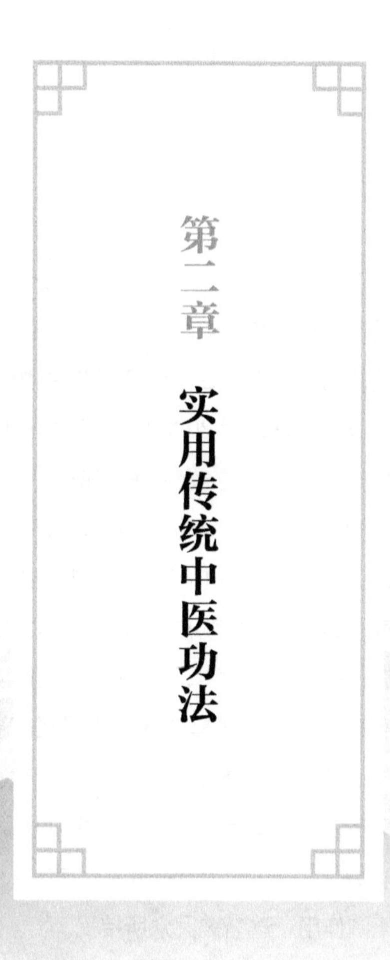

第二章 实用传统中医功法

第一节

站桩

一、站桩渊源

现存最早的站桩功成文是两千多年前《黄帝内经》中“提挈天地，把握阴阳，呼吸精气，独立守神，肌肉若一，故能寿敝天地”的记载，后世的许多文人武士也是以此来修身养性的。而同时期的老子在《道德经》中也记载了“圣人抱一，独立不改，周行不殆”的站桩养生方法。而20世纪70年代马王堆汉墓出土的帛画中也有站桩练功的图形。站桩在《诸病源候论》中有“依壁、立身”等站式名称。北魏时期天竺国高僧达摩在河南嵩山少林寺结合中国的站桩，创立了一套能够锻炼筋骨的站桩功，使其更为完善。但是到宋朝末年，在当时政治、社会的影响下，“禅坐”吐纳盛行，吐纳之说风靡一时，站桩练功成为非主流。尽管如此，南宋抗金名将岳飞得站桩真传创“心意拳”（后称“形意拳”），使站桩功得以缓慢发展。

清朝抑武，站桩功传至清末，知道其内涵的人已经寥寥无几，只剩下姬际可、李洛能等人。后来李洛能又把这种方法传授给河北深州市郭云深，郭先生又传给王芗斋。王芗斋先生在得郭老的形意拳真传后，又博采众长，总结出一套较为完整系统的形意拳站桩功训练方法。1945年王老在北京太庙传授站桩功，因对养生强身具有良好的效果，并且无副作用，逐渐被民众所接受。

20世纪50年代，站桩功被国家卫生部列为五大传统健身方法之一向全国推广。站桩功以其独特的养生效果、独到的技击威力和独特的文化底蕴被列为国家级中国体育非物质文化遗产重点推广项目。近七十年的医疗实践证明，其治疗作用是积极有效并且值得推广的。由此可见，站桩功源自于古人的养生方法，既可以作为武学者锻炼腰腿肌力的基础方法，又可以成为普通民众的养生保健方法。站桩功归于静功功法，此功法以站立的姿势为基础，躯干和四肢依据不同站桩功的要求而维持特定的姿势，让身体的某些部位甚至是全身的松紧度保持持续性的静力性状态，以起到锻炼强身、保健防病的效果。本节所介绍的站桩功多是从形意拳站桩功训练方法演化而来。

站桩功可根据不同的分类依据分成不同类别。如按姿势形态来分，可分为自然式站桩、三圆式站桩、下按式站桩、伏虎式站桩、少林剑指站桩、站探马式站桩和休息式桩等。如按姿势高度来分，可分为高位站桩（站桩架势高，膝关节微屈，一般膝盖不超过脚尖，难度较低，体力消耗小，适合体质较弱或是年龄较大的人群锻炼）、低位站桩（站桩架势低，膝关节夹角约为90°，难度较高，身体支撑量大，体力消耗大，适合强身或是身体强健的练功者使用，抑或是习武之人练习）、中位站桩（介于高低位之间的一种架势，膝关节夹角约为130°，难度适中，体力消耗也适中，适合多数人锻炼）。自然式站桩、站探马式站桩和休息式桩多采用高位站桩练习，三圆式站桩和下按式站桩多采用高位站桩或是中位站桩练习，伏虎式站桩和少林剑指站桩多是采用低位站桩练习。

二、站桩的练习要点及作用

（一）自然式站桩

1. 姿势（调身）

身体保持自然直立，垂手并步，以立正姿势做好准备（图2-1），同时呼吸调匀，形神放松。重心右移，移至右腿右足，同时左脚向左横跨一步，使得两脚平

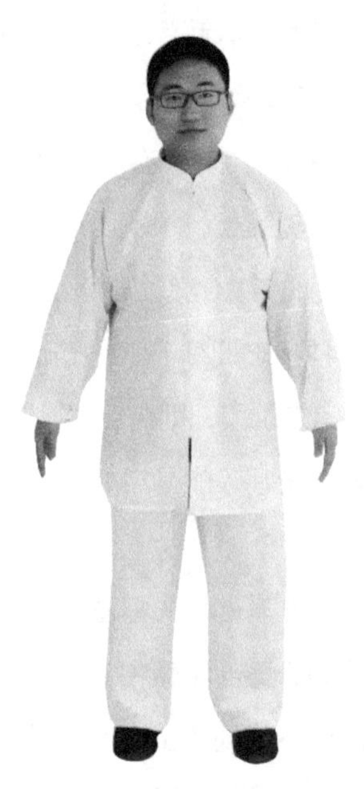

图2-1　自然式站桩

行，两脚之间的距离要与肩同宽或是略宽于肩。两足以足跟为重心，将足尖微微内拢，微成“内八字”，同时足趾抓地，全脚掌使劲，吸附于地面。双膝微屈，膝盖不超过脚尖，同时放松两髋，臀部如坐高凳。两臂自然下垂，肘部微屈（坠肘），两手垂于体侧，掌心朝向大腿。十指略微分开，指部关节自然微屈，掌心稍向内凹（悬腕），掌面距大腿外侧15cm左右。

双肩下沉且放松上臂肌肉（沉肩），两腋空虚，不可夹紧，约有一拳左右的空间（虚腋）。不可挺直胸板，胸须内含内收，使其内含内收的力量向上顶抻背部的脊柱（含胸拔背）。顺着内含内收力量的方向，顺势向后上方微收小腹，借着微收小腹的力量将腰骶部向前上方顶起（直腰蓄腹），同时保持髋关节的稳定与放松。

颈项部肌肉放松，感觉头顶上有绳子在向上牵拉颈椎，同时要保持目光与地面平行，以确保头部不会歪斜（头正身直，虚领顶劲），两目微闭或是凝视正前方较远处的某一点。唇齿轻合而口微张，舌尖轻抵上腭，下颌微微内收，肛门轻轻上提，面部略带微笑却含似笑非笑之意（微笑并不要求真笑出来，而是要有一点点笑意，嘴角放松，勿要绷紧，眉要舒，面要和）。

2. 呼吸（调息）

在开始练习时，宜采用与平时呼吸无异的自然呼吸，每分钟呼吸16 ~ 20次，即意念思想不刻意影响呼吸，自然呼吸起步训练1个月左右。当姿势全部熟练且能够做到一气呵成时，在呼吸时加入意识，用意念感受每一次呼吸所引起的胸廓起伏，并用意念感觉每次呼吸的深度、幅度与频率。在感受中调整呼吸，加入意识，让意念影响呼吸，使得呼吸越来越绵长，频率逐渐降低，即逐步加大呼吸的深度与幅度。直至呼吸平稳，频率在每分钟10次，却感觉不到憋气、胸闷，达到慢、细、匀、长的呼吸状态，并保持这种状态训练1个月左右。以上是“胸式呼吸”的训练方法，也是自然式站桩调息的第二阶段，即由自然呼吸向胸式呼吸过渡。

在胸式呼吸训练后，如若感觉呼吸顺畅自如，无憋气胸闷感，则采用顺腹式呼吸，训练时长为一个半月。

顺腹式呼吸以胸式呼吸为操作基础，先将意念放置在胸部，用意念感受呼吸时胸廓的起伏，然后将意念下降到心窝部（膻中穴）处，意念感到此处的气息出入稳定了，再向下延伸至脐周，最后下降到达小腹部。以上述操作为基础，在每次呼吸的过程中，用意念感受小腹部的起伏，但仅仅是去感觉，不要刻意鼓腹或者是凹腹，不要用意念影响小腹部的起伏，直至意念感受到自己的呼吸与小腹部的起伏之间的频率是一致的，即小腹部自然隆起与吸气协调一致，小腹部自然内凹时与呼气协调一致。以上述操作为基础，加强小腹部的起伏运动。小腹部随吸而起，随呼而落，自然而发。意念只是放置在小腹部，仅仅感受随呼吸而起伏的小腹部，切勿影响呼吸与小腹部的起伏。不要憋气挺肚子，不要刻意控制小腹部的起伏，以免造成小腹部的紧张。腹部的隆起或是回缩主要依靠呼吸自然形成，纳气深且多时，腹部自然隆起，而随着小腹部回缩的压力，人自然会呼气。经过一定时间的训练，小腹部的起伏自然且逐渐加大，腹部的起伏取代胸部的起伏，成为自然呼吸的出发点与落脚点，顺腹式呼吸即已形成。

在顺腹式呼吸训练后，如若感觉呼吸顺畅自如，无憋气胸闷感，则采用逆腹式呼吸，训练时长为一个半月。

逆腹式呼吸要求吸气时小腹部放松内缩，呼气时小腹部充实隆起。但在刚开始练习逆腹式呼吸时，可以不去理会吸气时小腹部的感觉，着重注意呼气，意念在呼气时要引内气下行，即可间接引导小腹部自然隆起。着重注重呼气的感觉，反复操作，也可以达到“小腹部自然隆起与呼气协调一致，小腹部自然内凹时与吸气协调一致”的效果。但在练习过程中要注意，只是意念放置在小腹部，仅仅去感受随呼吸而起伏的小腹部，切勿影响呼吸与小腹部的起伏。不要憋气挺肚子，不要刻意控制小腹部的起伏，以免造成小腹部的紧张。经过一定时间的练习，逆腹式呼吸便可形成。待逆腹式呼吸更为熟练之后，还可以同时配合提肛的动作，这样有利于在进行逆腹式呼吸时内部气机的运行，更有利于逆腹式呼吸的进行。具体操作是呼气时肛门及前阴部同时放松，吸气时肛门以及前阴部同时微缩。

3. 意念（调心）

刚开始练习站桩功时，可先采用“三线放松法”进行全身放松。三线放松法是指将身体划分为身体两侧、身体前面、身体后面这三条线，每条线各有9个放松部位和3个止息点，练习时沿着这三条线自上而下进行放松，具体操作见下。

先意守一个部位（将意念集中并保持在身体某一部位或是某一事物上）并吸气，然后在呼气时默念“松”字，同时想象“松”字声音效果犹如寺院敲钟后厚重而悠长的钟声，并体会这个部位在此时的放松感与舒适感；再意守下一个部位并吸气，依照同样的方式呼气并默念“松”字。然后依照身体两侧、身体前面、身体后面这三线顺序依次放松。但注意，每放松完一条线后，要在止息点轻轻意守1 ～ 2min。第一条线（身体两侧）的止息点位于手的中指端（即中冲穴），第二条线（身体前面）的止息点位于脚的拇指端偏内侧（即隐白穴），第三条线（身体后面）的止息点位于脚底的涌泉穴。

三条线全部放松完毕之后，意守脐部（即意守下丹田），并保持放松状态3 ～ 4min，如此为1个循环，每次练习2 ～ 3个循环。在胸式呼吸、顺腹式呼吸和逆腹式呼吸阶段，加入意守法的训练方式。以顺腹式呼吸为例，吸气时小腹自然隆起，此时以意领气，将吸入之气纳入下丹田；呼气时则要意守下丹田，同时逐步感受小腹渐起的饱和感与温热感，至小腹温热感较为强烈时，要以意念引导这种温热感缓缓向整个腹部扩散，同时进行三个深呼吸，再将意念收回下丹田。

三线部位如下：

（1）第一条线（身体两侧） 头部两侧→颈部两侧→两肩→两上臂→两肘部→两前臂→两腕部→两手部→十指。

（2）第二条线（身体前面） 面部→颈前部→胸部→腹部→两大腿前侧→两膝部→两小腿前侧→足背部→十趾。

（3）第三条线（身体后面） 后脑部→后颈部→背部→腰部→两大腿后部→两腘窝→两小腿后部→两足跟→两脚底。

4. 姿势、呼吸、意念融合（三调合一）

5. 操作要领

（1）站桩功是以站式为基础的，躯干与四肢保持特定的姿势，身体上要做到放松，但放松并不等于松懈，而是要让全身的肌肉保持适度舒适的持续性、静力性的紧张状态，即是保持一种“松而不懈、紧而不僵”的状态。

（2）呼吸模式的转换要自然过渡，切不可操之过急，同时呼吸要自然，勿用意念影响、控制呼吸，否则就会出现憋气、气急的现象。

（3）在练习时注意力要集中，思想要放空，练习过程要一点一点地进步，切不可钻牛角尖。一步一步地调整姿势、呼吸以及意念，自然舒畅，上虚下实（上面的身体要放松，但同时底盘要稳），循序渐进，日久练习，达到调身、调息、调心“三调合一”的境界。

6. 功法的作用内涵

（1）该桩式松静自然，对神经系统有很好的调节作用，可以放松精神、缓解疲劳，起到安神定志的效果。

（2）可以促进下肢静脉血回流，加快外周血液循环，故对下肢微循环障碍、高血压小动脉痉挛和糖尿病并发的下肢血管疾病有一定疗效。

（二）三圆式站桩

1. 姿势（调身）

三圆是指足圆、臂圆、手圆（图2-2）。

（1）预备姿势　身体保持自然直立，垂手并步，以立正姿势做好准备，同时呼吸调匀，形神放松。然后重心右移，移至右腿右足，同时左脚向左横跨一步，使得两脚平行，两脚之间的距离要与肩同宽或是略宽于肩。

（2）足内八字　两足以足跟为重心，将足尖微微内扣，微成“内八字”，同时足趾抓地，全掌使劲，吸附于地面。此谓“足圆”。

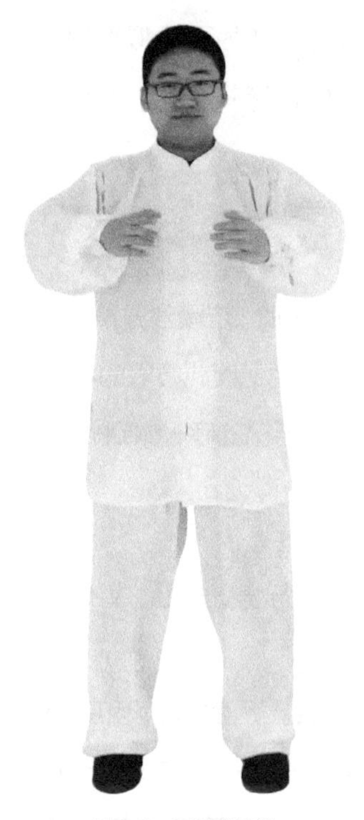

图2-2　三圆式站桩

（3）下盘似坐　双膝微屈，膝盖不超过脚尖，同时腰部伸展，放松两髋，臀部如坐高凳。似坐高度可根据本人具体情况，取高、中、低三个体位（三个体位在“功法渊源”中有详细介绍）练习。

（4）两臂抱圆　虚领顶劲，头正身直，含胸拔背，两臂环抱呈半圆形，两臂抬起与肩平，肘部略低于肩，两臂弯曲程度像是正抱着一个较大个的圆气球，同时要沉肩坠肘、虚腋悬腕。此谓“臂圆”。

（5）两手抱球　两手距胸前不超过33cm，高度与胸部平齐；两手十指自然张开，两手手心相对，如抱球状，两手指相对，距离约为30cm，约为两拳的距离；同时五指分开，相邻手指间约为一指间隙。此谓“手圆”。

（6）头面放松　头正身直，两目微闭或是凝视正前方较远处的某一点。唇齿轻合而口微张，舌尖轻抵上腭，下颌微微内收，肛门轻轻上提，面部略带微笑却含似笑非笑之意。

根据手臂弯曲角度的大小，可以将上肢姿势分为抱球式和环抱式两种。手臂弯曲角度较小的称为抱球式，抱球式动作为上肢呈半圆形，两手呈抱球状，手指相对，掌心也相对，五指自然分开，形似虎爪，高于胸平。手臂弯曲角度较大的称为环抱式，环抱式的动作为两手似抱树干，掌心朝内，置于距胸前两尺左右。本篇介绍的是常用的抱球式动作，对环抱式动作感兴趣的可以自行尝试练习。

2. 呼吸（调息）

参照“自然式站桩”的调息训练步骤与方法。依然是训练之初采用自然呼吸，逐步过渡为顺腹式呼吸，最终达到逆腹式呼吸的程度。但应注意，无论是处于哪一个呼吸模式的阶段，都要尽量使自己的呼吸做到“慢、细、均、长”。

3. 意念（调心）

（1）采用“三线放松法”进行全身放松　具体操作方法见于“自然式站桩”的调心操作。

（2）意守丹田　在胸式呼吸、顺腹式呼吸和逆腹式呼吸阶段，加入意守的训练方式。具体操作方法见于“自然式站桩”的调心操作。

（3）意想气球　意想在双臂、双手圈起来的似圆形空间当中有一个回旋的气球，先是顺时针旋转36圈，在旋转过程中气球由小到大；再逆时针旋转36圈，由大到小。同时双足踏实，如踏井石，落地生根，不可动摇。

（4）感应气场　先练习意守丹田，再意想气球，等到熟练之后，可以两者同时练习，至融合熟练之后，可以用意念感受两手指之间的气场吸引力与排斥力，犹如磁场中的“同极相斥，异极相吸”。

4. 姿势、呼吸、意念融合（三调合一）

5. 操作要领

（1）重点为“三圆”，即做到两足尖内扣，呈内八半圆状（足圆）；两臂环抱如抱球状（臂圆）；两手指张开似抱球状（手圆）。

（2）三圆桩要求“形松意紧”。“形松”即外部肌肉的放松；“意紧”即从外部肌肉看来全身很是放松，并未用一点力，可是内部的意念在不断进行训练，而呼吸也在朝着“慢、细、匀、长”方向锻炼。

（3）建议姿势体位从高位逐步向低位过渡，不要长时间处于一种体位下练习。

6. 功法的作用内涵

（1）该桩式是将两足、两臂、两手在一定时间内维持静止的姿势，这将能够全面调节神经运动系统，通过对周身肌肉和姿势的调整来提高神经的敏感性与肌肉的协调性，通过对肩关节、肘关节、腕关节、掌指关节、髋关节、膝关节以及踝趾关节等的协调，对关节病和脊柱病有很好的疗效。

（2）三圆桩对循环系统有着十分明显的调节作用，可以有效提高周围组织的供血、供氧量，对下肢微循环障碍、高血压小动脉痉挛和糖尿病并发的下肢血管疾病有一定疗效。

（3）该桩式调息方法的练习可以通过膈肌的升降，调节肺牵张功能，能够有效改善肺功能，提高肺活量。

（三）下按式站桩

1. 姿势（调身）

身体保持自然直立，垂手并步，以立正姿势做好准备，同时呼吸调匀，形神放松（图2-3）。重心右移，移至右腿右足，同时左脚向左横跨一步，使得

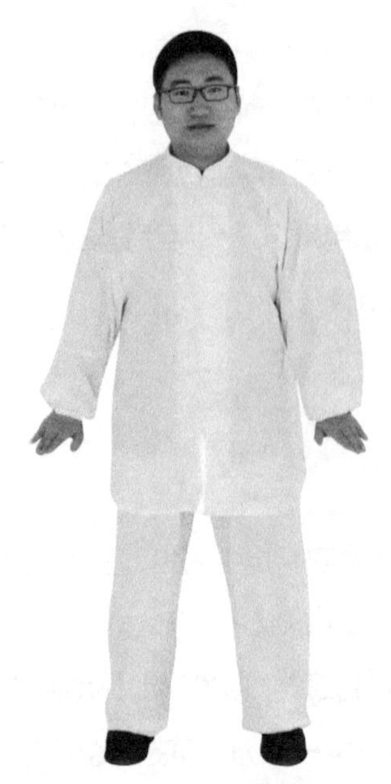

图2-3 下按式站桩

两脚平行，两脚之间的距离要与肩同宽或是略宽于肩。两足以足跟为重心，将足尖微微内拢，微成“内八字”，同时足趾抓地，全掌使劲，吸附于地面。双膝微屈，膝盖不超过脚尖，同时放松两髋，松胯圆裆，臀部如坐高凳。两臂自然下垂于体侧，手腕背伸，掌心朝下，与地面平行，两手手指伸直向前，五指自然张开，两掌如按两侧气柱于掌心。沉肩、坠肘、虚腋，含胸拔背，直腰蓄腹。头正身直，虚领顶劲，两目微闭或是凝视正前方较远处的某一点。唇齿轻合而口微张，舌尖轻抵上腭，下颌微微内收，肛门轻轻上提，面部略带微笑却含似笑非笑之意。

2. 呼吸（调息）

采用顺腹式呼吸法，并有意延长呼气的时间。

3. 意念（调心）

（1）将意守法融入到顺腹式呼吸法当中，具体操作方法见于自然式站桩的调息操作。

（2）吸气时，小腹部自然隆起，此时以意领气，将吸入之气纳入下丹田。

（3）呼气时，意守下丹田，静静感受丹田之气如雾露蒸腾，弥漫全身，濡养四肢百骸，通达九窍。

（4）结束时先要进行三个深呼吸，再将意念收回下丹田。同时，双掌下按，想象似有阻力抗争。

4. 姿势、呼吸、意念融合（三调合一）

5. 操作要领

（1）重点是掌心下按，手指背伸直，同时要想象掌下似有阻力，以下按之力对抗这种阻力。

（2）双膝微屈，足圆。

（3）呼吸顺畅自然，意念柔和，守护丹田，意似守非守。

（4）下按式站桩也可以采用高、中、低三个体位进行练习。

6. 功法的作用内涵

（1）对呼吸、循环、肌肉、神经有整体调节作用。

（2）对上肢关节与肌肉的调整作用更为明显，故对上肢的疼痛、网球肘、肩周炎、手指部位的腱鞘炎、腕管综合征等具有很好的康复效果。

（四）伏虎式站桩

1. 姿势（调身）

预备姿势：身体保持自然直立，双手垂于两侧，足跟并拢，足尖开立，以立正姿势做好准备，同时呼吸调匀，形神放松。以下操作先左后右。

右脚不动，左脚向左前方45°方向跨出一大步，此时左脚在前，右脚在后，呈半丁半八字型步，两脚之间的距离为1m左右（2 ~ 3个足长）。下身不动，上身以腰部为轴，向左转45°，目光与左脚方向一致。两腿屈膝下蹲，重心向左脚方向移动，左侧膝关节屈曲近90°，左臂微曲撑圆，左手顺势置于左膝内上方约10cm处，虎口向下，掌心朝前，五指微微分开，似卡按住虎头。右腿向后蹬直后，右膝微屈内扣，似扣虎髋，右手置于膝关节上方，掌心向下，指尖朝前，如压虎臀。裆部撑圆，臀部内收，含胸拔背，头正身直，目视前方，同时做到两肘外撑，沉肩坠肘。两脚五趾使劲抓地，上身躯干部垂直向下使劲，臀部似坐虎腰。此谓左步伏虎

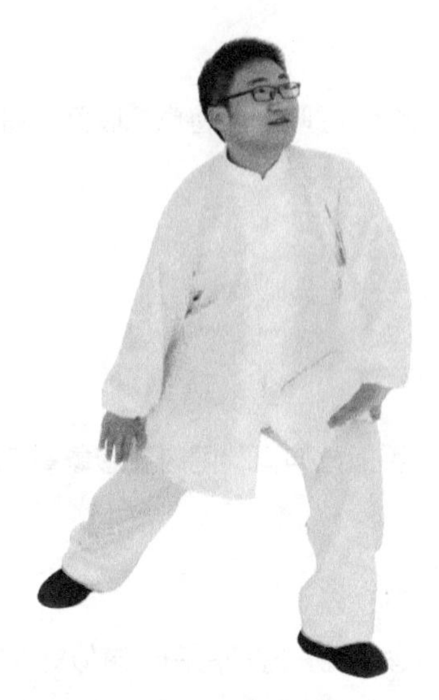

图2-4 伏虎式站桩

桩（图2-4）。在做右步伏虎桩时，先收回左腿，同时两手合抱交叉于胸前，起身站立，恢复预备姿势，再迈出右腿做右步伏虎桩，动作如前。

2. 呼吸（调息）

训练之初可先从顺腹式呼吸练起，练习一个月后，逐渐过渡到逆腹式呼吸，同时呼吸做到“慢、细、匀、长”。

3. 意念（调心）

（1）两目前视，踌躇满志，意力相合，以意领力，传于双胯、双腿，最终至双足，两脚像古树一般落地生根。但需注意，只是用意念引领的内动，全身是要放松的，这种力量并不表现于外形上。

（2）伏虎式站桩是技击桩的一种，技击桩的目的在于以意练力，所以伏虎桩的意念主要在于对各种外力的抗击的假想。首先意想胯下有猛虎被伏，两个膝关节扣紧虎身，臀部似骑虎腰，前按虎头，后压虎臀。虎伏于胯下，精神要高度集中，保持高度警惕。前脚要有向下踩的意念，两臂要有向外撑的意念，要用意不使劲。

（3）抗争力的假想还要与呼吸密切配合。吸气时，意念要使两腿有合劲；呼气时，要气沉丹田，意念要使上身产生微微下坐之意，但在外观上并无下坐之感。

4. 姿势、呼吸、意念融合（三调合一）

5. 操作要领

（1）对各种外力抗击的力量称为争力。争力的练习需要感受，重在用意。用意不使劲，使劲则僵，用意则灵。

（2）重点在三个假想练习：臀部似骑虎腰，前按虎头，后压虎臀。

（3）意念要与呼吸密切配合，以意领气，练气生力。

6. 功法的作用内涵

（1）该桩式的目的是增强全身肌肉的持续性静力性紧张，这种紧张是一种整体的浑圆劲，称为“内劲”，故该桩式对肌肉系统，特别是对双下肢肌群有很强的锻炼作用，尤其是对股四头肌、股二头肌、腓肠肌等肌群作用明显。

（2）能够增强肌肉与韧带、关节、神经、血管等组织的协调性，对促进机体整体的稳定性、协调性有很好的强化作用。

（3）该桩式可用于腰骶部、下肢部的慢性软组织损伤，比如慢性腰部软组织的慢性损伤、骶髂关节紊乱、腰椎间盘突出症的恢复期、膝关节与踝关节慢性损坏的恢复期。

（4）伏虎式站桩属于技击桩的一种，其体力与意念的消耗程度要高于自然式、三圆式与休息式，所以比较适合身体健壮的青壮年长期锻炼使用。

（五）少林剑指站桩

1. 姿势（调身）

身体保持自然直立，垂手并步，以立正姿势做好准备，同时呼吸调匀，形神放松。重心右移，左脚向左横跨，两脚相距45cm左右，略比肩宽，同时两脚平行。膝关节屈曲下蹲，成马步桩式。根据膝关节屈曲角度大小的不同，可分为高、中、低三个体位。在屈膝下蹲的同时，双臂向正前方缓缓抬起，两掌变为剑指（食中二指伸直并拢似剑，其余三指自然屈曲相扣），抬到与肩平齐，如剑的指尖朝前，掌心向下；两臂与肩平成一直线。头正颈直，微收下颌，含胸拔背，小腹微收，轻提尾闾，让百会穴、会阴穴和两足跟连线中点在一条直线上。两眼平视前方，全身松而不懈（图2-5）。收功时两臂缓缓下落，双手变剑为掌，两掌重叠覆于脐上，同时

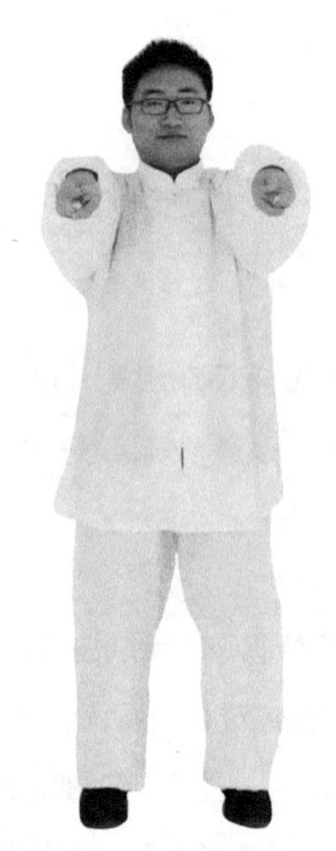

图2-5 少林剑指站桩

两腿向上直立，左脚收回，恢复立正姿势。

2. 呼吸（调息）

训练之初可先从顺腹式呼吸练起，练习一个月后，逐渐过渡到逆腹式呼吸，同时呼吸做到“慢、细、匀、长”。

3. 意念（调心）

（1）意守丹田　意守下丹田，直至温热感较为明显时，意想此股暖流循足三阴经至足底涌泉，落地生根。再将意念上引回下丹田，使其温热之感由强到弱，弥散全身，滋养机体与神明。

（2）意守剑指　将意念放置在剑指指端，收功时意念回归丹田。

4. 姿势、呼吸、意念融合（三调合一）

5. 操作要领

（1）两脚间距略比肩宽；双手食中二指伸直并拢成剑指。

（2）两臂与肩平齐，肩、肘、腕伸平，与肩同宽。

（3）意守以感热为度，并要意想使之循足三阴经流注。

6. 功法的作用内涵

（1）该桩式主要锻炼全身的肌肉、关节和韧带，尤其是对四肢有更为明显的作用。

（2）可以促进全身气血的运行，改善全身血液循环与淋巴循环，改善微循环，增强心功能，增加回心血量，提高心排血量。

（六）探马式站桩

1. 姿势（调身）

预备姿势：身体保持自然直立，双手垂于两侧，足跟并拢，足尖分开，以立正姿势做好准备，同时呼吸调匀，形神放松。以下操作先左后右。

重心右移至右腿，左脚向前方移动半步，步形为“足尖点地、足跟抬起”。两腿均微微屈膝似坐，臀部如坐高凳，右脚作为支撑点踏实地面，脚趾抓地，上身挺直。左臂向前缓缓抬起，沉肩坠肘，悬腕虚掌，手指向前，掌心向下；手掌与视线平齐，五指微微分开，如探烈马。右臂置于体侧，手掌背伸，五指微分，手心向下，指尖朝前，使手背与前臂似成90°，似按马桩。含胸拔背，微收小腹与下颌，两目凝视左手背侧外劳宫穴。此谓左侧探马式（图2-6）。收功时，左脚的脚跟落

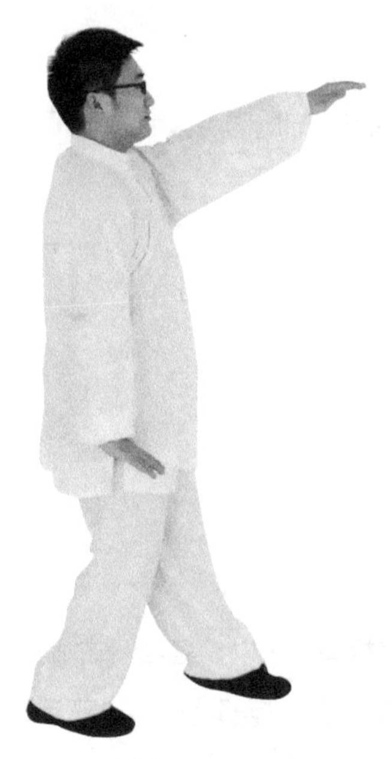

图2-6 探马式站桩

地回收，重心左移，同时左手收回体侧，右手自然放松；再右手右脚向前探，成右侧探马式，左右方向变化，其余动作如前。

2. 呼吸（调息）

自然呼吸（1个月）→胸式呼吸（1个月）→顺腹式呼吸（1个月）→逆腹式呼吸。

3. 意念（调心）

调身的重心是不断向左右移动的，而意念的放置与调身重心移动方向相反，比如左侧探马式，重心右移至右腿，意念要放置在左侧，须意想左侧劳宫穴在牵动左侧的经脉气血的流动，循环不息。

4. 姿势、呼吸、意念融合（三调合一）

5. 操作要领

（1）左右重心的移动；足尖点地、足跟抬起。

（2）前方抬起的手掌与目平齐，两眼注视其手背外劳宫穴。

（3）意念放置在前探之手的劳宫穴处。

6. 功法的作用内涵

（1）该桩式主要锻炼四肢部的肌肉、关节和韧带，对于肩周炎、腕管综合征等有康复效果。

（2）意念放置在前探手的劳宫穴处，可以调节一侧经脉气血的流通与运行，舒活筋骨，改善全身的血液循环与微循环。

（七）休息式站桩

如图2-7、图2-8所示。

1. 姿势（调身）

（1）站姿与自然式站桩相同，可以参考自然式站桩的调身部分。

（2）双臂屈曲后伸提至腰后，腕部轻旋，以双手背面横置于两侧“腰眼”，同时腕关节微屈，五指自然微微分开，指间关节微屈，掌心内凹（图2-7、图2-8）。

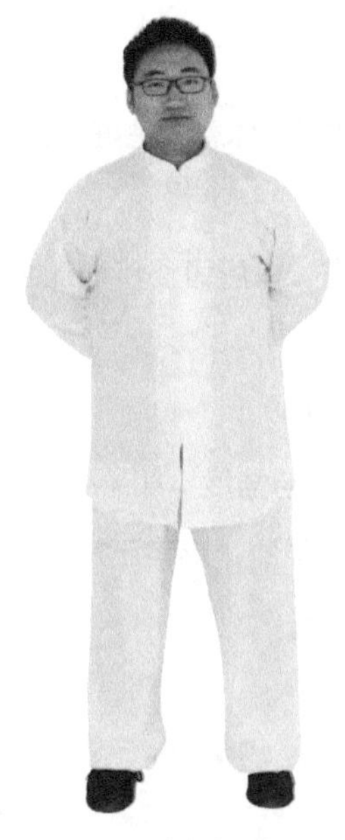

图2-7　**休息式站桩1**

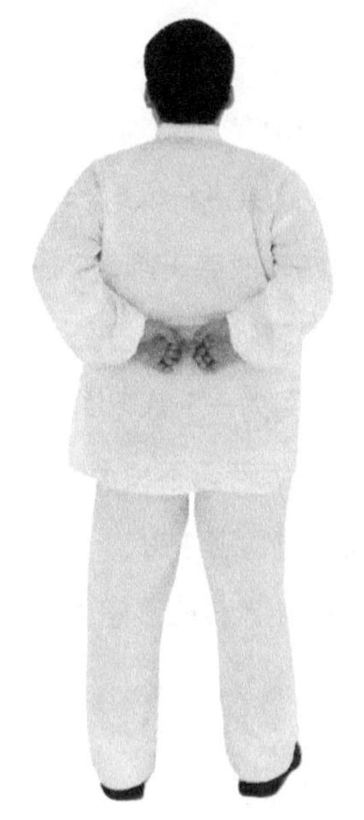

图2-8　**休息式站桩2**

（3）头正颈直，沉肩坠肘，虚腋，两目轻闭，其余操作要求同自然式站桩。

2. 呼吸（调息）

采用自然呼吸法。

3. 意念（调心）

意守两侧“腰眼”，以感热为度。

4. 姿势、呼吸、意念融合（三调合一）

5. 操作要领

手背置于“腰眼”，似休息状，呼吸轻柔，意轻形松。

6. 功法的作用内涵

（1）该桩式掌置“腰眼”，有助于恢复腰椎正常曲度。

（2）“腰为肾之府”，该桩式意守“腰眼”，有壮腰补肾之功效。

（3）可以提高自主神经的兴奋性，调节自主神经功能，达到宁心安神、消除疲劳、恢复精力的效果。

（八）编者寄语

（1）初学者，建议从“自然式站桩”“三圆式站桩”“休息式站桩”三种站桩功当中选择一种来进行练习。

（2）初学时每天练习2 ~ 3次，每次15min左右，以后可逐步增加至半小时，最后保持练习1小时左右。

（3）4周为一个练习周期，一般练习不少于3个周期。

（4）训练若无不良反应，可以继续增加练习时间与强度；如果有一些练功反应，但是尚能够坚持的，可维持原练习量；如果反应强烈，影响正常生活、工作，或者病情恶化者，应该停止练功，查明原因后再做定夺。

第二节 五禽戏

一、五禽戏渊源

五禽戏，又名华佗五禽戏，是我国东汉时期的名医华佗在长期观察自然界中不同动物活动的姿势后，又总结前人锻炼身体的方法及经验所创立的。五禽戏结合了阴阳、五行、藏象及气血等相关的中医理论，主要以运动四肢关节、脊柱、疏通经络及按摩脏腑为原则，以养生、防病和治病为主要目的，是一套保健强身、祛病延年的传统导引养生术。华佗创编五禽戏至今已有1700余年历史，可谓是我国历史上流传最为久远的导引养生术。五禽戏由5组动作构成，分别为虎戏、鹿戏、熊戏、猿戏和鸟戏，每组动作又分为两式，共十个动作，每种动作分别模仿了相应动物的动作习性和生活特点，是一种外动内静、动中求静、刚中有柔、柔中带刚、刚柔相济、形意相随、内外兼修的仿生学功法。五禽戏的创立，开辟了后世导引养生术的先河，对我国乃至全世界传统保健养生功法具有重要的意义。

据记载，以模仿动物来达到锻炼身体的功法早在汉代以前就有，如“吐故纳新，熊经鸟申，为寿而已矣。此道（导）引之士、养形之人，彭祖寿考者之所好也”（《庄子·刻意》）“若夫吹呴呼吸，吐故纳新，熊经鸟伸，凫浴猿躩、鸱视虎顾，是养形之人也”（《淮南子》）。而湖南长沙马王堆汉墓中所出土的帛画《导引图》中亦绘有多幅模仿熊、鸟、鹤、猿、猴、龙等动物形态进行锻炼的姿态图。

华佗所编创的五禽戏，最早相关记载可见于西晋时期陈寿所著的《三国志·华佗传》:“吾有一术，名五禽之戏，一曰虎，二曰鹿，三曰熊，四曰猿，五曰鸟。亦以除疾，并利蹄足，以当导引。”与南北朝时范晔在《后汉书·华佗传》中的记载基本相同。五禽戏初期并没有相关的文字流传，华佗在将前人的导引养生术进行了系统的总结后，组合成套路，并通过口授身传使其得以传播。

二、五禽戏的练习要点

（一）虎戏

虎戏见视频1。

1. 基本功法

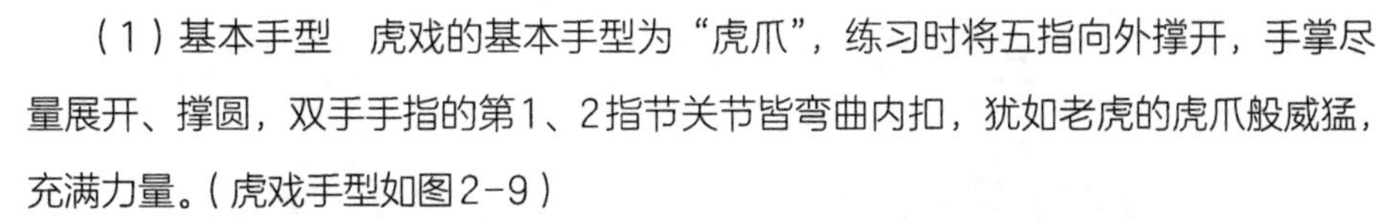

（1）基本手型　虎戏的基本手型为“虎爪”，练习时将五指向外撑开，手掌尽量展开、撑圆，双手手指的第1、2指节关节皆弯曲内扣，犹如老虎的虎爪般威猛，充满力量。（虎戏手型如图2-9）

（2）基本步型　虎戏的基本步型为“虎扑步”，练习时先以左脚向身体左侧45°迈出一步，脚尖向上翘起，以脚跟着地，同时膝盖微屈；右腿微屈曲下蹲，以全脚掌着地，脚尖斜向身体外侧约45°，屈曲的膝盖与脚尖方向一致；身体的重心以右脚为主，右脚约七分力，左脚约三分力。之后换右脚迈出，方向与左脚对称，

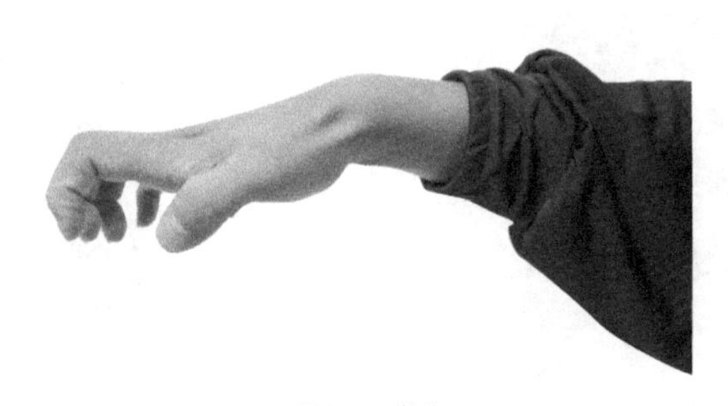

图2-9　虎爪

动作要点与前者一致。（虎戏步型如图2-10）

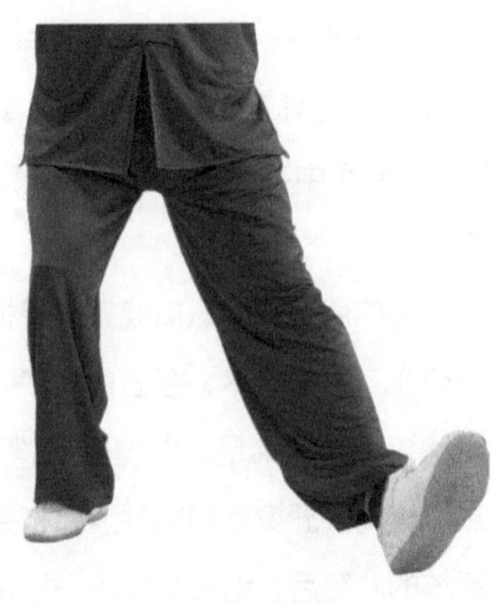
图2-10 虎扑步

2. 正式动作

（1）虎举

① 站立位，两脚分开，在同一水平线上，距离约与肩同宽，两臂自然下垂，全身放松；头微微下低，同时双手掌心向下方撑，十指张开撑圆，将十指的第1、第2指节关节弯曲内扣，变成虎爪状，并且目视左掌。（虎举站立位如图2-11）

② 双掌变虎爪状后，以小指为先其余四指依次弯曲握拳，拇指扣在中指与食指的第2指关节上，攥紧拳头，然后肘关节屈曲，以肘为轴，双手拳心相对，沿着身体前面缓缓上提。（如图2-12）

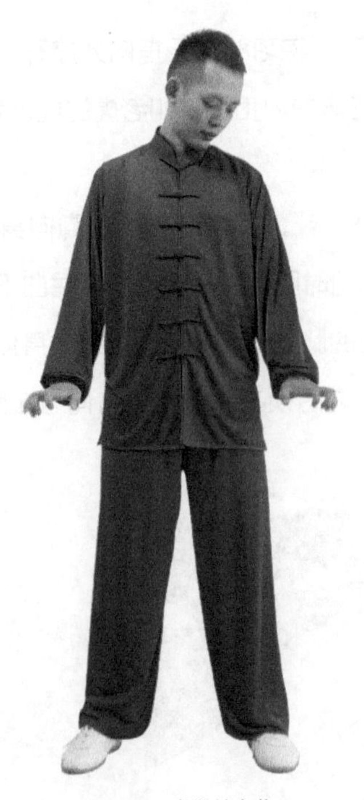
图2-11 虎举站立位

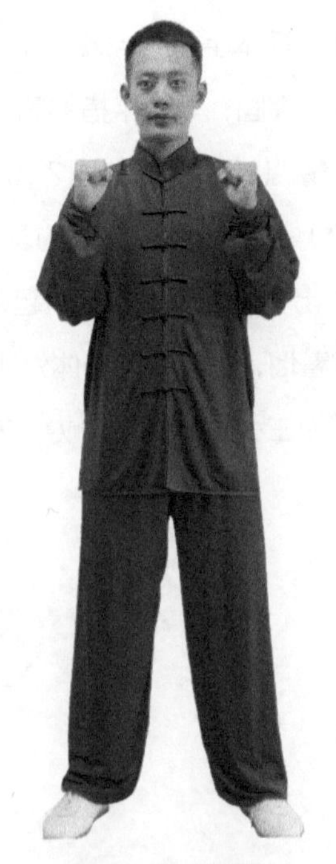
图2-12 双手握拳相对

③ 待双拳上升至与肩同高时，手掌放松，打开十指，匀速向上举至头上方，同时缓缓仰头，眼随手走；当手掌上升至极点后，手指再次张开撑圆、弯曲变成虎爪，掌心向上，并与呼吸吐纳相配合，上举时吸气；双掌上举时，要有抻筋拔骨的感觉，身体保持中正垂直，犹如托起重物一般，目视双掌。（如图2-13）

④ 变虎爪仍以小指为先，其余四指依次弯曲握拳，攥紧拳头，拳心相对，后屈肘缓缓用力匀速下拉，目视双拳移动，至肩前高度，松拳为掌，同样配合呼吸吐纳方法，下落时呼气。（如图2-14）

⑤ 双肘自然外展，掌心朝下，沿着身体前面缓缓下按至腹前，置双手于身体两侧，目视前方，全身放松自然呼吸。（如图2-15）

本式动作要求左右连贯、交替重复练习数次（次数因人而异）后，双手自然下垂于身体两侧，目视前方。

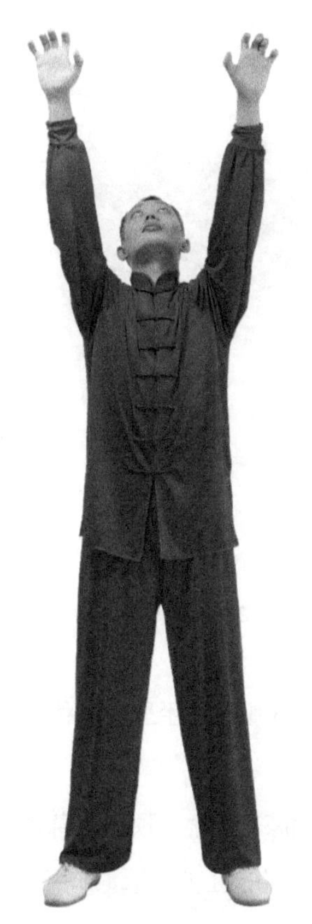
图2-13 双手上举变爪

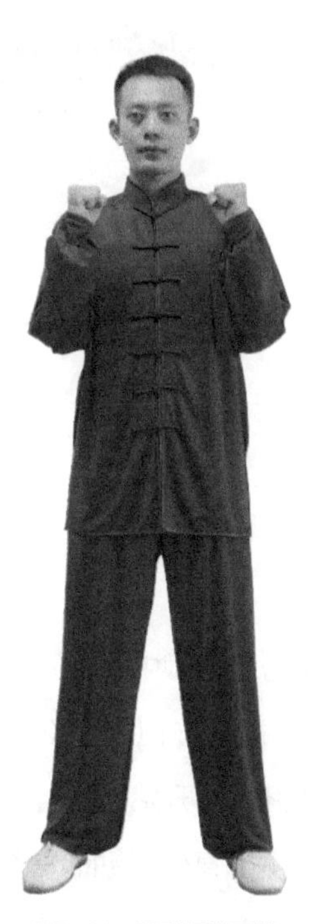
图2-14 双手握拳下落

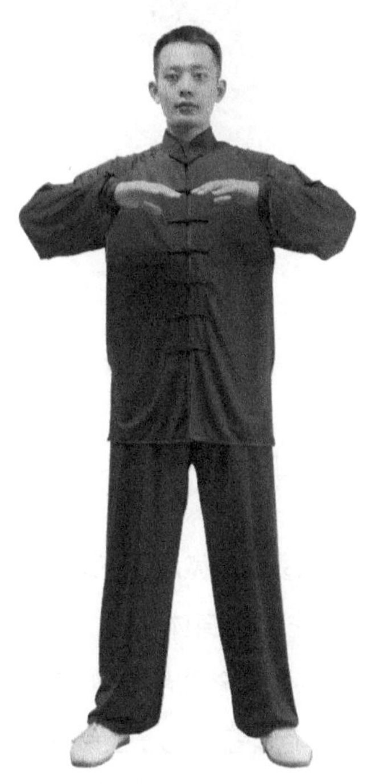
图2-15 收势

（2）虎扑

① 站立位，两脚分开，在同一水平线上，距离约与肩同宽，两臂自然下垂，全身放松；双手握空拳，同时微屈膝下蹲，由膝关节开始，随着向前顶膝、顶髋、顶腹，身体逐步后仰呈弓形；空拳沿着身体两侧随身体运动而提至肩膀的前上方。（如图2-16、图2-17）

② 身体缓缓弯腰前伸，与双腿呈90°，双拳则从肩前上方向上、向前扑出，同时将握空拳时十指弯曲状态转变为虎爪状，掌心朝下，挺胸塌腰，头微微抬起，目视前方。（如图2-18）

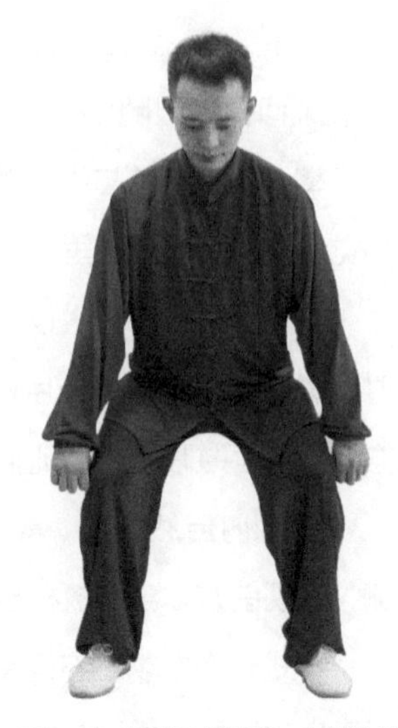

图2-16　两臂自然下垂，全身放松

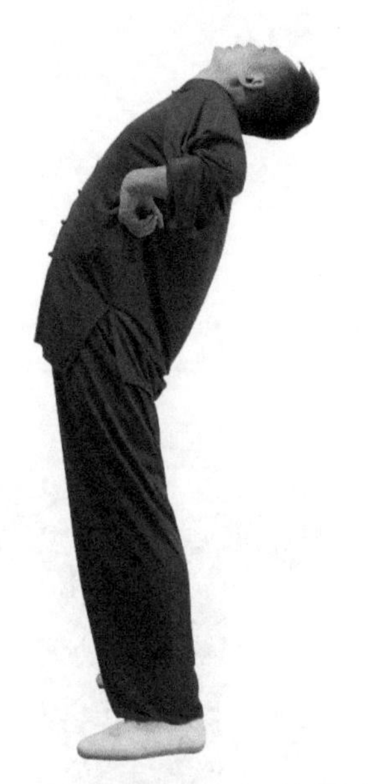

图2-17　身体逐步后仰，同时空拳上提

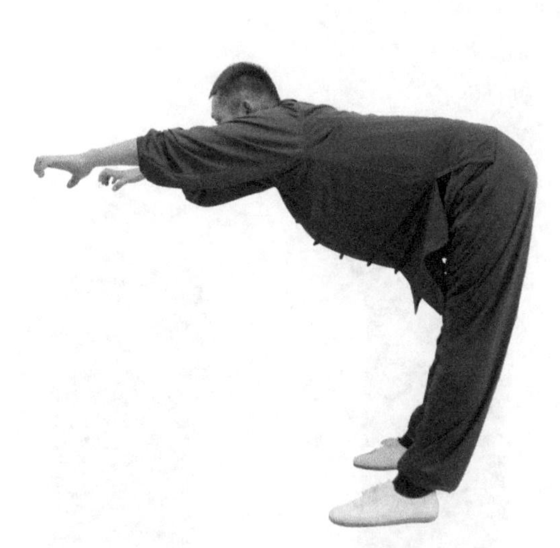

图2-18　弯腰前伸，空拳变爪

③ 双腿微屈、下蹲，身体的重心在两脚中间，同时含胸收腹，双手呈虎爪状下按后拉回至身体两侧，掌心向下，目视前方。（如图2-19）

④ 手形由虎爪变成空拳，仍由膝关节开始，随着向前顶膝、顶髋、顶腹，身体逐步后仰呈弓形；空拳沿着身体两侧随身体运动而提至肩膀的前上方，掌心向下，目视前方。（如图2-20）

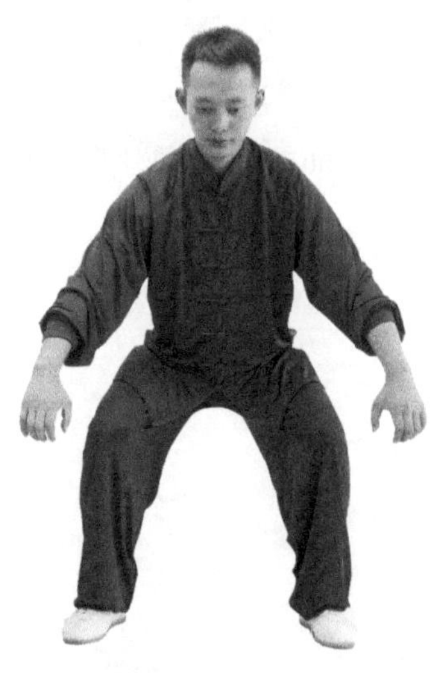
图2-19　双腿微屈、下蹲

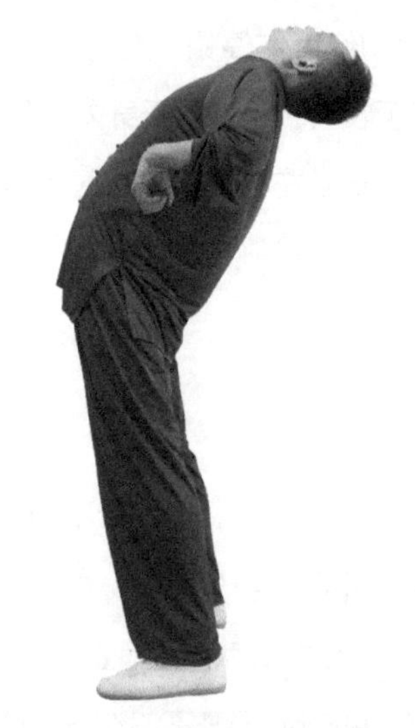
图2-20　身体逐步后仰，空拳上提

⑤ 重心倒向右侧，右腿站立，左腿屈膝提起，脚面内扣，同时双手由空拳变成虎爪状，并上举伸展，左脚往左前方迈出一步落下，以脚跟着地，右腿呈微屈膝下蹲，重心在右，成左虚步，同时上体前倾，双虎爪迅速向前、向下扑按至膝前两侧，两臂撑圆，掌心朝下，双目圆瞪，怒视脚尖，如虎扑食状。（如图2-21、图2-22）

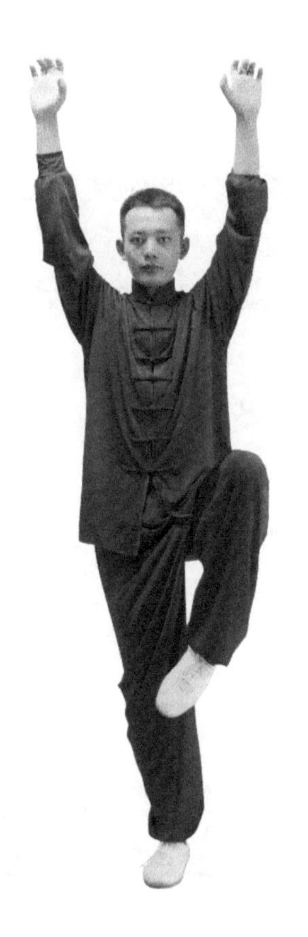
图2-21　提左膝，脚内扣，空拳变爪

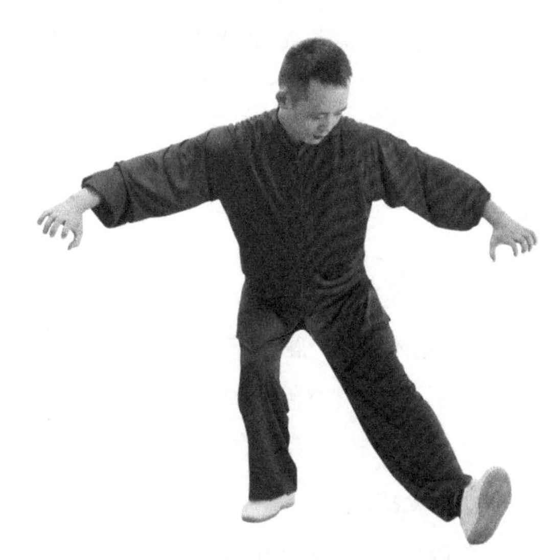
图2-22　左脚迈出，双手向前、向下扑按

⑥ 以上动作稍作停顿，然后上半身抬起，将左脚收回，双脚开步，同肩宽站立，随之双手收回，自然垂于身体两侧，目视前方。

本式动作要求左右连贯、交替重复练习数次（次数因人而异）后，双手自然下垂于身体两侧，目视前方。

3. 易犯错误与纠正方法

（1）易犯错误

① 手直接由掌变拳，虎爪状不明显。

② 两掌上举时，身体后仰，成反弓状。

③“虎爪”和握拳两种手型的变化过程掌握不当。

④ 身体由折弯到展开不够充分，两手配合不够协调。

⑤ 向前迈步成虚步时，重心不稳，左右摇晃。

（2）纠正方法

① 手指撑开后，先依次屈扣第1、第2节指关节，再紧握成拳。

② 两掌向头部正上方托举，身体与地面保持垂直。

③ 两手前伸抓扑时，拳变“虎爪”，力达指尖，由柔转刚；两掌向里划弧回收时，“虎爪”屈拢，轻握空拳，由刚转柔。

④ 身体前挺展开时，两手要注意后伸，运行路线要成弧形，协助身体完成屈伸蠕动。

⑤ 迈步时，两脚横向间距要保持一定宽度，适当增大稳定角度。

（二）鹿戏

见视频2。

1. 基本功法

（1）基本手型　鹿戏的基本手形为“鹿角”，五指张开、伸直，然后中指、无名指弯曲内扣。（如图2-23）

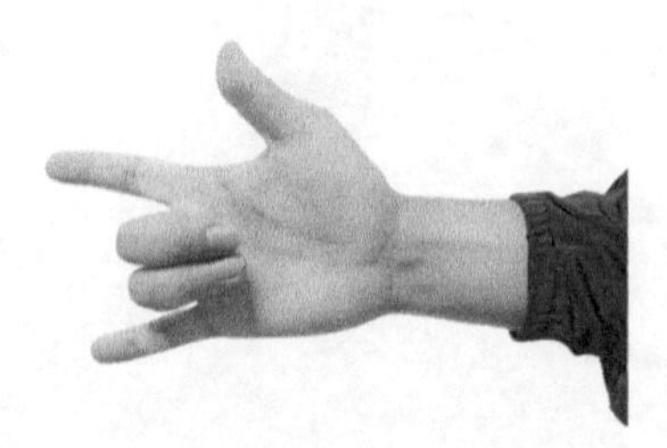

图2-23　鹿角

（2）基本步法

① 弓步：一腿向同侧身体外侧斜45°方向

迈出一步，同时膝关节弯曲成90° 左右，迈出脚膝关节与脚尖方向要相一致，脚尖稍内扣；另一腿自然蹬直，全脚掌着地，脚尖亦稍向内扣，且身体保持中正，与地面相垂直。

按照动作的不同方向，弓步可分为前弓步、后弓步、侧弓步等。(如图2-24)

② 丁步：重心倒向支撑腿站立，膝盖微屈，脚尖朝前，同时另一条腿屈膝，前脚掌着地，脚尖亦朝向前方。(如图2-25)

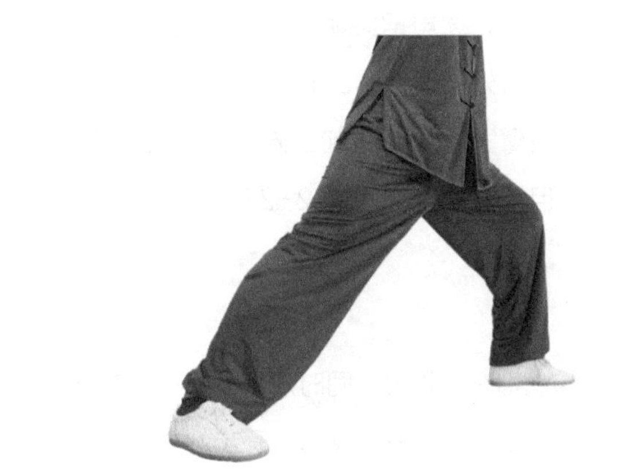

图2-24 弓步

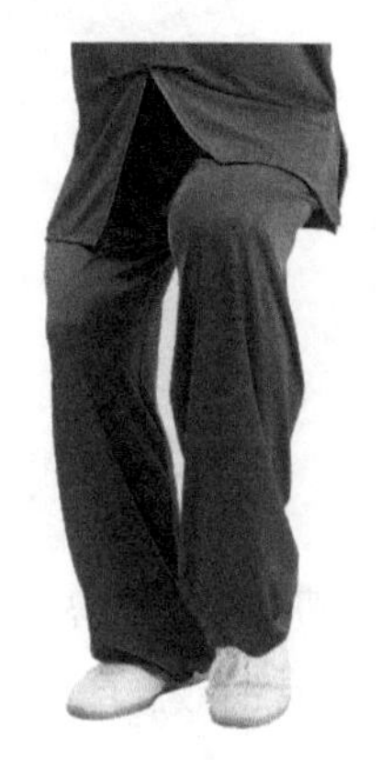

图2-25 丁步

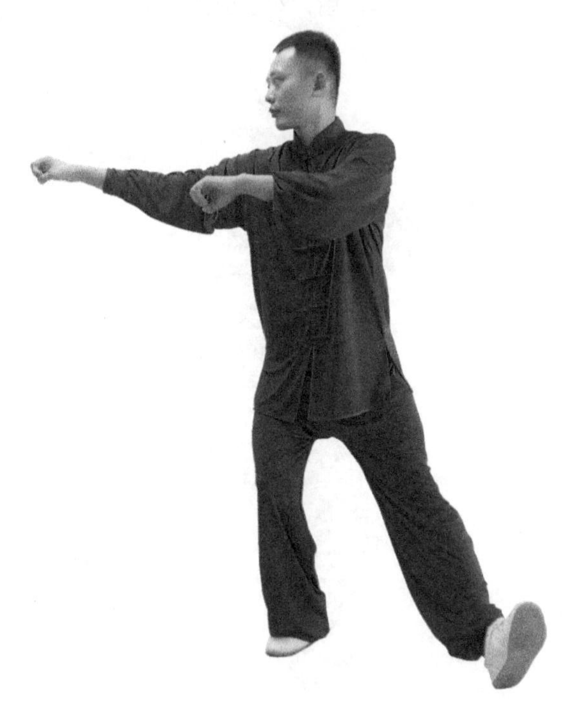

图2-26 双手臂同时向身体右侧摆起

2. 正式动作

(1) 鹿抵

① 站立位，两脚分开，在同一水平线上，距离约与肩同宽，两臂自然下垂，全身放松；双腿微屈曲，身体重心倒向右腿，将左脚收回至右脚旁，呈左丁步站立；双手握成空拳状，双手臂同时向身体右侧摆起，右臂微屈，左臂屈曲，左空拳面对着右前臂，约与肩同高，拳心向下，眼随手动，目视右拳。(如图2-26)

② 左脚向左前方45° 迈出一步，脚跟着地，重心向前移，左脚

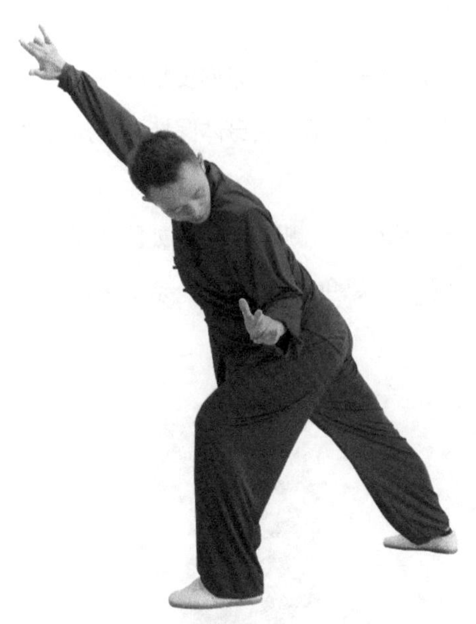
图2-27 右臂上举，头转向后下

逐渐踩实，左腿屈膝，左脚尖外撇、蹬实，右腿随之蹬直，呈左弓步，同时五指张开、伸直，中指、无名指弯曲内扣，手形由空拳变为鹿角状；以腰为轴，身体向左尽量扭转，保持下半身不动，同时双“鹿角”向左上划弧，掌心向外，鹿角指尖朝左后方，左臂屈肘，前臂外展平伸，左肘部抵靠左侧腰部；右臂上撑举至头前上方，头向后下转，目视右脚跟。（如图2-27）

③ 以上动作稍作停顿，身体后坐、右转、扣左脚脚尖，同时双手向上、向右下划弧，落下的同时双鹿角转换为握空拳下落于体前，将左脚收回，开步站立，目视前方。

本式动作左右连贯、交替重复数次（次数因人而异）后，双手自然下垂于体侧，目视前方。

（2）鹿奔

① 站立位，两脚分开，在同一水平线上，距离约与肩同宽，两臂自然下垂，全身放松；现将重心倒向右侧，左脚抬起，向左前方45°迈出一步，脚跟着地，重心随屈膝前移，右腿随之蹬直，转换成左弓蹬步，膝盖与脚尖方向一致；同时双手握空拳，随着向前迈步而上提至腰间，并随重心前移而向前推出约与肩平，与肩同宽，拳心朝前，稍作停顿后突然屈腕如鹿蹄奔腾，目视前方。（如图2-28）

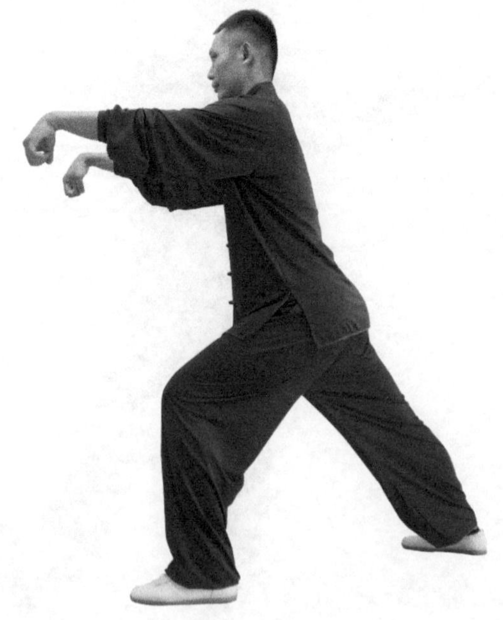
图2-28 如鹿蹄奔腾

② 身体重心向后移，左膝伸直，右腿屈膝，全脚着地，同时低头，收腹，弓背，双臂随之内旋，两掌背相对、前伸，同时空拳转变为鹿角。（如图2-29）

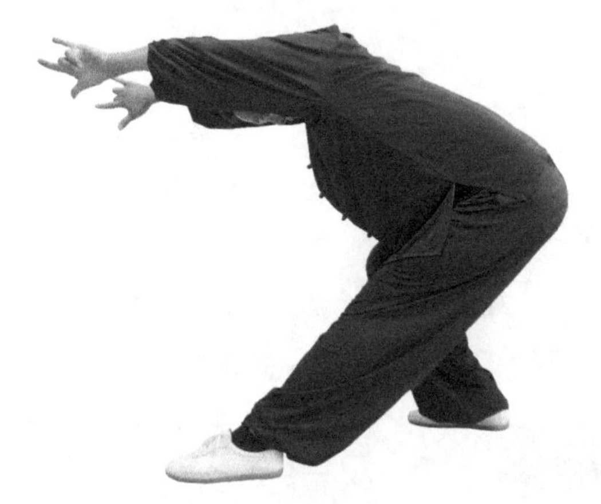

图2-29 两掌相背变角

③ 身体重心前移，上身挺起，同时右腿伸直，左腿屈曲，成左弓蹬步，松肩沉肘，双臂外旋，鹿角转换为空拳，拳心向前，目视前方。

④ 左脚内扣收回，双脚成开立步，双手空拳变掌，落于身体两侧，目视前方。

本式动作左右连贯、交替重复数次（次数因人而异）后，双手自然下垂于身体两侧，目视前方。

3. 易犯错误与纠正方法

（1）易犯错误

① 腰部侧屈拧转时，身体过于前倾。

② 身体侧屈幅度不够，眼看不到后脚跟。

③ 落步后两脚成一直线，重心不稳，上体紧张歪扭。

④ 背部“横弓”与躯干“竖弓”不够明显。

（2）纠正方法

① 后腿沉髋，有助于上体正直，可加大腰部拧转幅度。

② 重心前移，增加前腿膝关节弯曲度，同时加大上举手臂向后下方伸展的幅度。

③ 脚提起后，向同侧肩部正前方跨步，保持两脚横向宽度。

④ 加大两肩内旋幅度，可增大收胸程度；头髋前伸，收腹后顶，可增大躯干的后弯幅度。

（三）熊戏

熊戏见视频3。

1. 基本功法

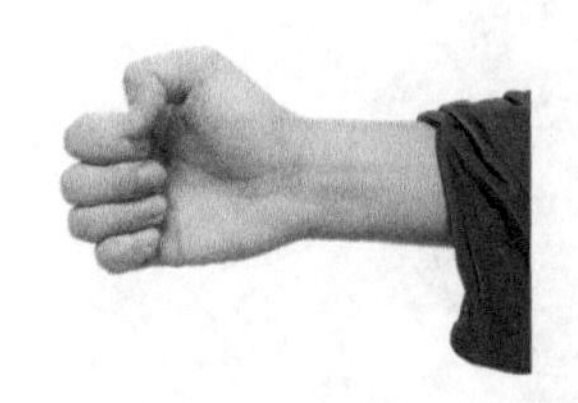

图2-30 **熊掌**

（1）基本手型　熊戏的基本手型为“熊掌”，除了拇指以外，其余四指并拢、弯曲，不握紧，虎口撑圆，大拇指压于食指指甲角端。（如图2-30）

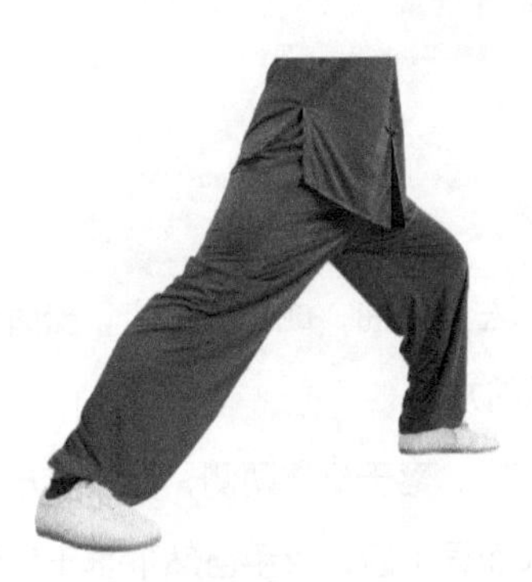

图2-31 **弓步**

（2）基本步型　弓步，一腿向同侧身体外侧斜45°迈出一步，同时膝关节弯曲约90°，迈出腿的膝关节与脚尖方向上下相对，脚尖稍内扣；另一腿自然伸直，全脚掌着地，脚尖亦稍内扣，且身体保持中正，与地面垂直。按照动作的不同方向可分为前弓步、后弓步、侧弓步等。（如图2-31）

2. 正式动作

（1）熊运

① 站立位，两脚分开，在同一水平线上，距离约与肩同宽，两臂自然下垂，全身放松；双手握空拳为熊掌状，屈肘下垂，贴于腹前肚脐两侧天枢穴部位，目视斜前方。（如图2-32）

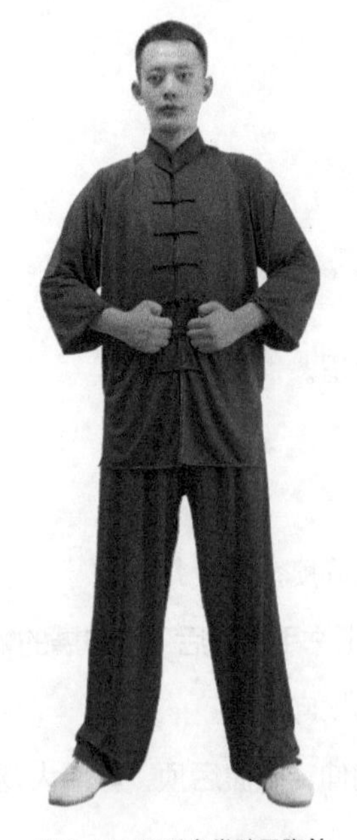

图2-32 **双手空拳贴于腹前**

② 含胸松腰，以腰、腹部为轴，保持下半身中正，上半身向右侧倾斜，按顺时针方向做摇晃，双掌伴随着上半身摇晃，先后经右下腹、右肋部、上腹部、左肋部、左下腹部画圈，双眼伴随着身体的摇晃环视。（如图2-33、图2-34、图2-35）

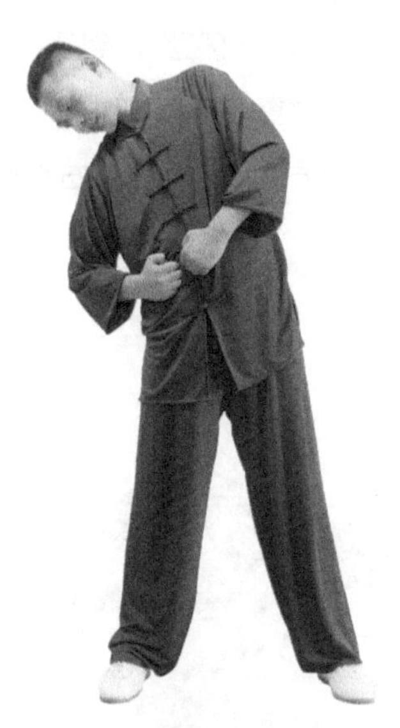

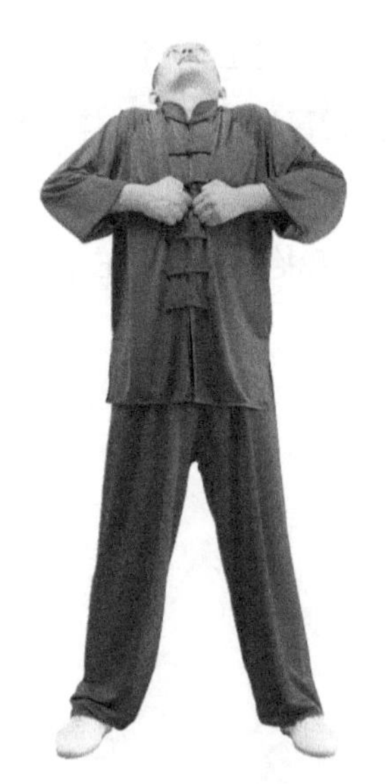

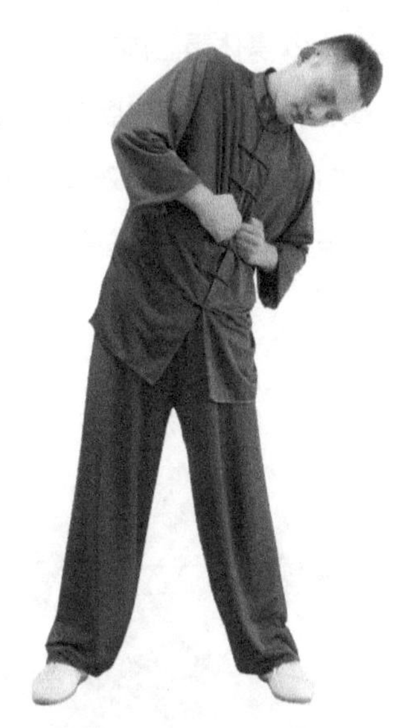

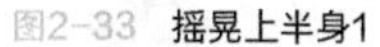

图2-33 **摇晃上半身1**　　图2-34 **摇晃上半身2**　　图2-35 **摇晃上半身3**

③ 收势，双手握空拳为熊掌状，屈肘下垂，贴于腹前肚脐两侧天枢穴部位，目视斜前方。（如图2-36）

本式动作左右连贯、交替重复数次（次数因人而异）后，双手自然下垂于体侧，目视前方。

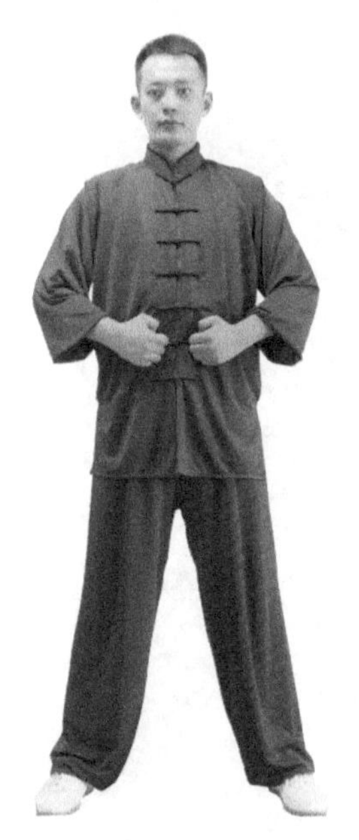

图2-36 **收势**

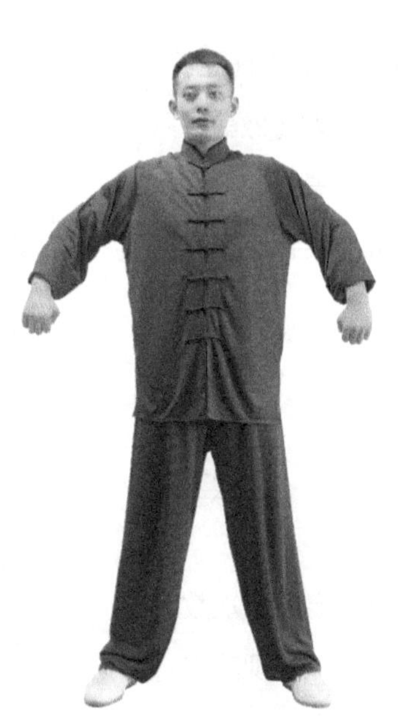

图2-37 **站立位，两脚分开**

（2）熊晃

① 站立位，两脚分开，在同一水平线上，距离约与肩同宽，两臂自然下垂，全身放松；双掌变为熊掌状，身体重心倒向右脚，左髋随之上提，带动左脚上提离地，同时左脚屈膝上抬，目视前方。（如图2-37）

②身体重心向左前方移，左脚向左前方迈步，身体放松向下自然落步，全脚掌着地、踏实，脚尖朝前，右腿蹬直呈弓步；身体向右转，同时重心前移，肘关节屈曲撑圆成弓形，左臂内旋、前靠，左拳向前摆至左膝前上方，拳心偏左，右拳摆至身体后侧，拳心朝后，头稍稍抬起，目视左前方。（如图2-38、图2-39）

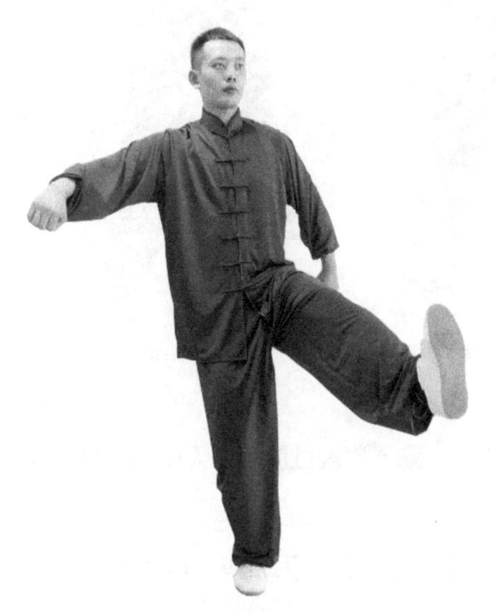

图2-38 左脚向前迈步

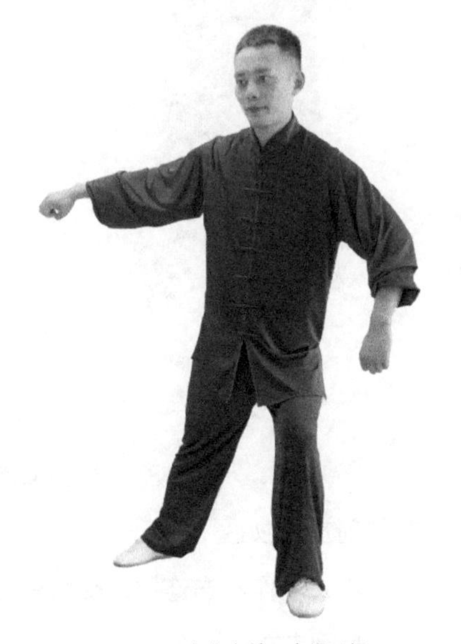

图2-39 身体右转，右拳后摆

③身体向左转，重心后移右腿，右腿屈膝，同时左腿稍伸直，拧腰晃肩，带动双臂做前后弧形摆动，右拳摆动至身体前上方，拳心向下，此时左拳摆至身体后方，拳心朝后，目视左前方。（如图2-40）

④身体再转向右侧，重心前移，左腿屈曲，右腿伸直，肘关节屈曲撑圆成弓形，左臂内旋、靠前，摆至左膝前上方，拳心朝左，右拳摆至身体后侧，拳心朝后，目视左前方。

本式动作左右连贯、交替重复数次（次数因人而异）后，双手自然下垂于体侧，目视前方。

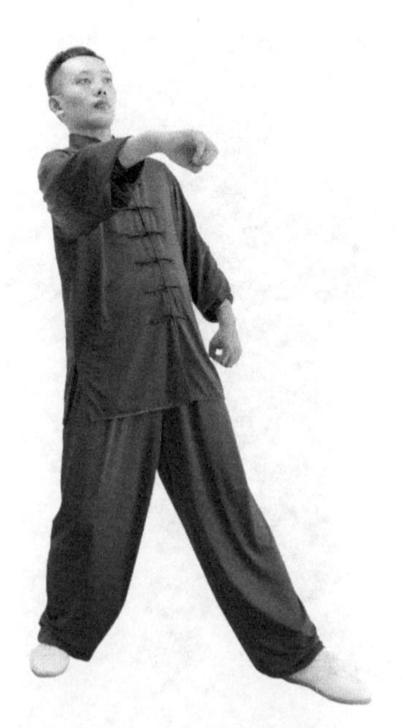

图2-40 身体左转，拧腰晃肩

3. 易犯错误与纠正方法

（1）易犯错误

① 两掌贴腹太紧或主动划圆形成摩腹动作，没有随腰部、腹部的转动协调地进行划圆摆动。

② 以腰、胯为轴进行转动，或身体摇晃幅度过大。

③ 没有提髋动作，直接屈膝提腿，向前迈步。

④ 落步时，脚用力前踏，髋关节处没有震动感。

（2）纠正方法

① 肩肘放松，两掌轻附于腰、腹，体会用腰、腹的摇晃来带动两手运行的过程。

② 相对固定腰、胯位置，身体摇晃时，在意念上是做立圆摇转。因此，当向上摇晃时，做提胸收腹，充分伸展腰、腹；向下摇晃时，做含胸松腹，挤压脾、胃、肝等中焦区域的内脏器官。

③ 可先练习左右提髋。方法是两肩保持水平，重心移向右脚，上提左髋，牵动左腿提起，再原处落下；然后重心左移，上提右髋。以此体会腰侧肌群收缩状态。

④ 提髋，屈膝，身体重心前移，脚自然落地，体重落于全脚掌。同时踝、膝关节放松，使震动感传至髋部。

（四）猿戏

猿戏见视频4。

1. 基本功法

（1）基本手型　猿戏的基本手型为“猿钩”，两手五指指腹捏拢，屈腕。（如图2-41）

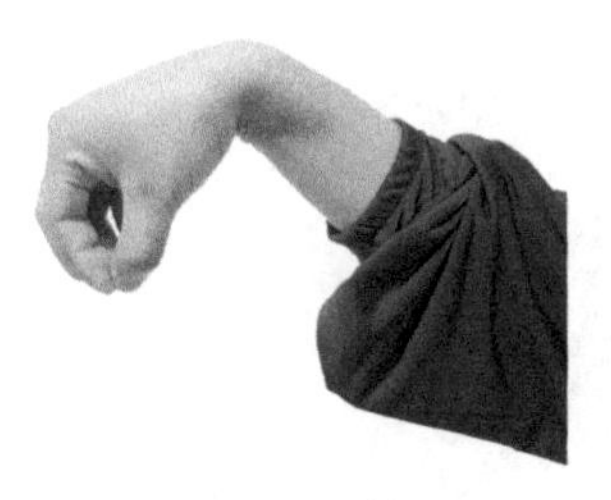

图2-41　猿钩

（2）基本步型

① 丁步：支撑腿站立，膝关节微屈，脚尖朝前，另一条腿屈膝，靠向支撑腿，前脚掌着地，脚尖亦朝前方，重心在支撑腿上。（如图2-42）

② 提踵：双脚脚跟提起，前脚掌着地，以头部百会穴牵动身体垂直向上，同时收腹、提肛。（如图2-43）

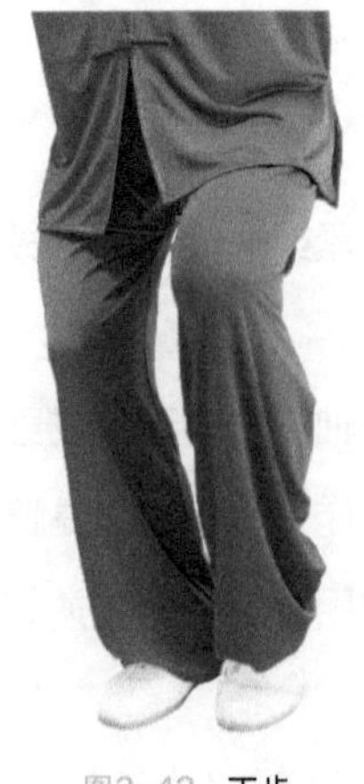

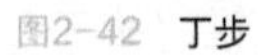

图2-42　丁步

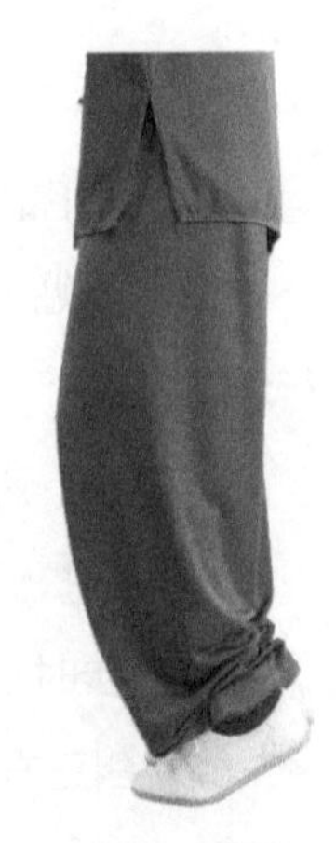

图2-43　提踵

2. 正式动作

（1）猿提

① 站立位，两脚分开，在同一水平线上，距离约与肩同宽，两臂自然下垂，全身放松；双手从身体两侧移至体前，五指分开向外拨，然后迅速捏拢、曲腕变为猿钩。（如图2-44、图2-45）

② 两前臂屈肘，带动两“猿钩”在体前上提至胸部，同时两脚脚跟提起，双肩耸起、缩脖，收腹、提肛，成提踵态；然后头微向前伸，向左缓慢转动，目视身体

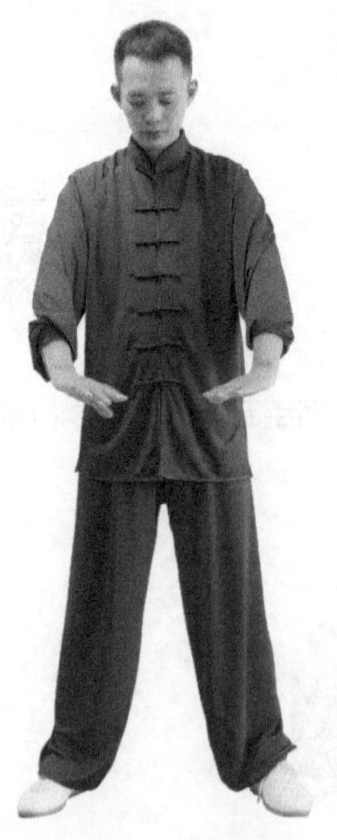

图2-44　站立位，两脚分开

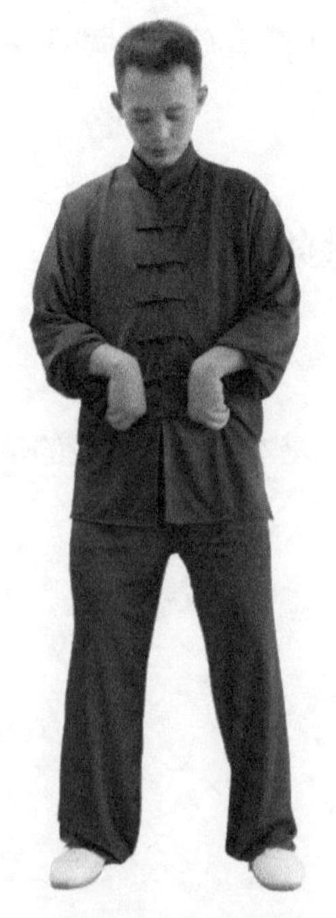

图2-45　双手变为猿钩

左侧；同时配合呼吸，上提时缓慢深吸气，转头时自然呼吸；练习过程中耸肩、缩脖、收腹、提肛、提踵等动作，一气呵成，舒适到位。（如图2-46、图2-47）

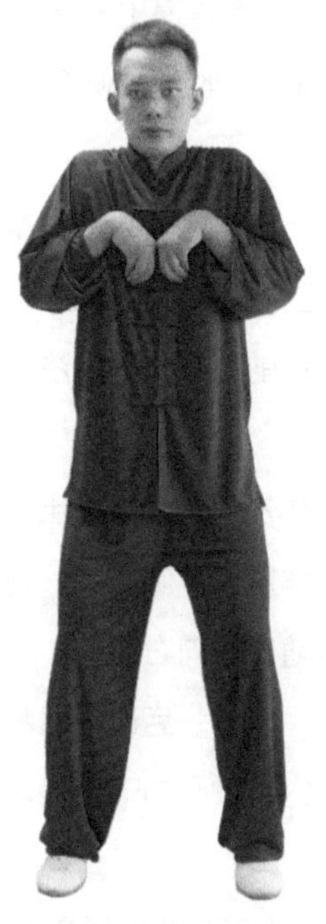

图2-46 曲肘提手至胸前

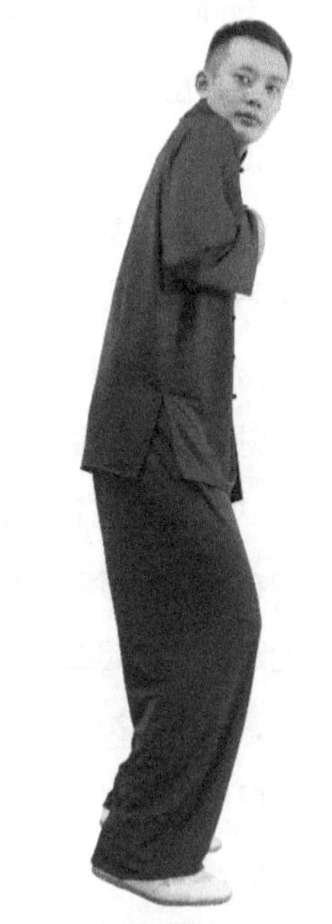

图2-47 耸肩、缩脖、提踵

③ 头由左侧转正时，脖子自然上伸，松肩下沉，松腹，落肛，两脚跟缓慢着地，两"猿钩"变掌下按，掌心向下，收于身体两侧，同时目视前方；配合呼吸，下按时呼气，转头时自然呼吸。（如图2-48）

本式动作左右连贯、交替重复数次（次数因人而异）后，双手自然下垂于身体两侧，目视前方。

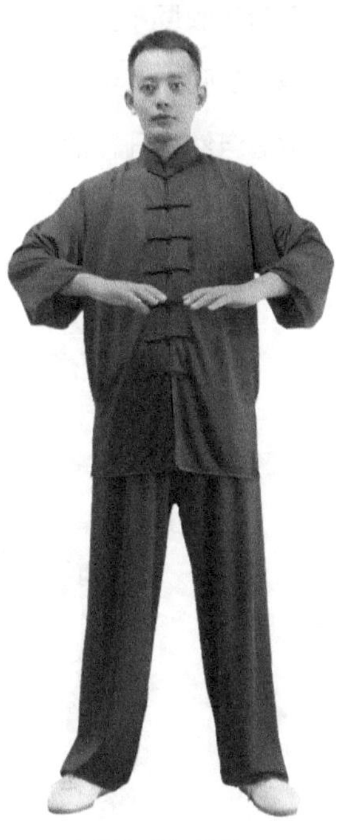

图2-48 收势

（2）猿摘

① 站立位，两脚分开，在同一水平线上，距离约与肩同宽，两臂自然下垂，全身放松；重心倒向右侧，收左脚，变丁字步，左脚向左后方退出一步，转为右弓步，同时右掌向右前方伸出，掌心朝下，左掌变“猿钩”收至左侧腰部，目视右掌。（如图2-49）

② 身体重心后移，重心落于左脚踏实，右脚收回到左脚内侧，前脚掌着地，屈曲下蹲，化为右丁字步；同时右掌向下经腹前向左上方画弧至头部左侧，眼随手走，掌心向内，头先随右掌转向左侧，再快速转头至右前上方，稍作注视，如同灵猴发现了右边树梢上的仙桃一般。（如图2-50）

③ 右前臂内旋带动右掌，掌心向斜后方，沿着身体左侧斜后方推出右掌，目视右掌；右脚向右掌推出方向的正后方后退一大步，身体重心移向右腿，右腿绷直向上，随之左腿蹬直，抬起左脚脚跟，脚尖点地；同时随身体向右转动，右掌向右下方画弧、展开，左“猿钩”变掌，向前上方画弧伸举、展开，后迅速屈腕、捏钩成采摘状，灵动自然；同时右掌由右下方迅速屈腕、捏钩，掌心向下，稍低于左手猿钩，头稍向上抬，目视左手。（如图2-51）

④ 左手“猿钩”变掌，将拇指屈曲微握于掌心，右手变掌，随着身体重心下落、后移而自然收回；重心后移收回的同时，左腿屈曲下蹲，右脚收至左脚内侧，前脚掌着地，变回右丁步，同时左臂屈肘随身体左转，回至头侧方，由拳变掌，掌心向上，掌指自然分开，指向后方；右掌掌心朝前，随身体左转的同时向左前画弧

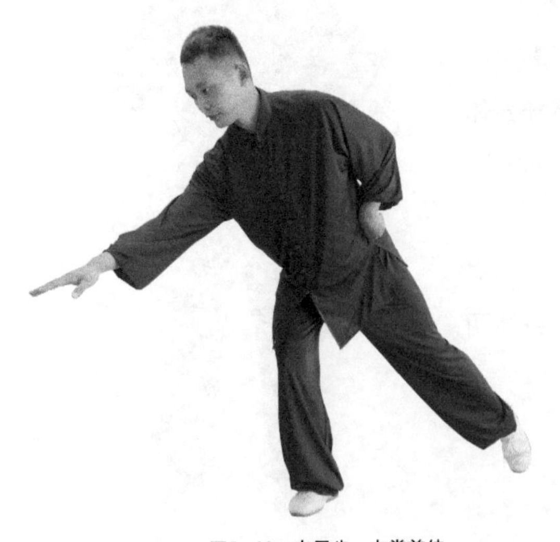

图2-49　右弓步，左掌前伸

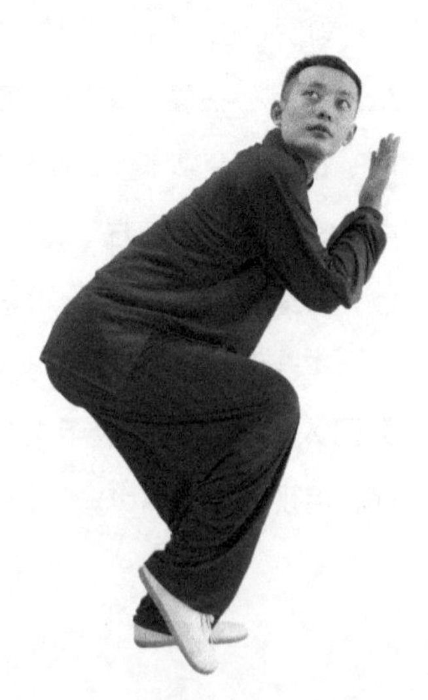

图2-50　右丁字步，收掌

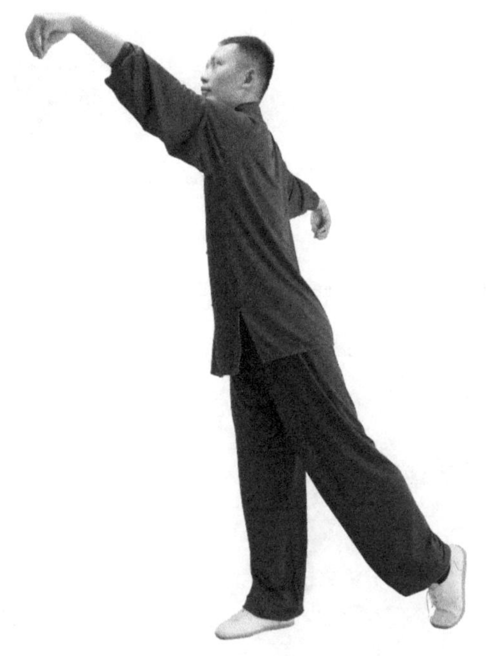

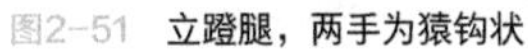
图2-51 立蹬腿，两手为猿钩状

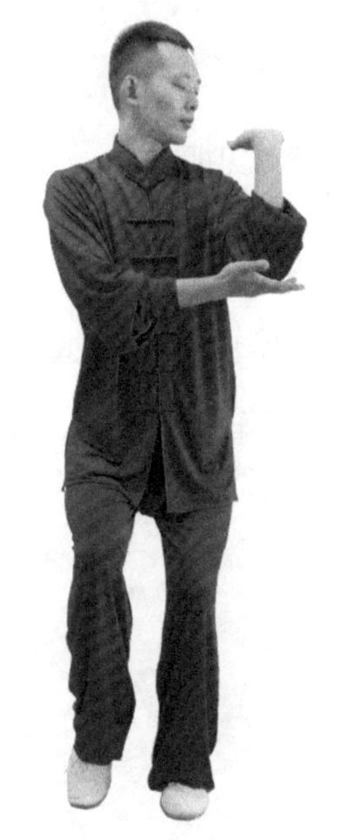

图2-52 右丁步，手如托桃

收至左肘部，掌心向上托起，并目视左掌，犹如托起桃子一般。（如图2-52）

本式动作左右连贯、交替重复数次（次数因人而异）后，呈站立位，两脚分开，与肩同宽，全身放松，双手自然下垂于体侧，目视前方。

3. 易犯错误与纠正方法

（1）易犯错误

① 脚跟离地后，重心不稳，前后晃动。

② 耸肩不够充分，胸、背部和上肢不能充分团紧。

③ 上、下肢动作配合不够协调。

④“摘桃”时，手臂向上直线推出，“猿钩”变化的时机掌握不准。

（2）纠正方法

① 头部百会穴上领，牵动整个身体垂直向上，起到稳定重心的作用。

② 以胸部膻中穴为中心，缩项、夹肘、团胸、收腹，可加强胸、背部和上肢的团紧程度。

③ 下蹲时，手臂屈时，上臂靠近身体；蹬伸时，手臂充分展开。

④ 向上采摘，手的运行路线呈向上弧形，动作到位时，手掌才变猿钩状。

（五）鸟戏

鸟戏见视频5。

1. 基本功法

（1）基本手型　鸟戏的基本手型为“鸟翅”，将五指伸直并拢，无名指、中指并拢向下轻按，拇指、食指、小指向上翘起。（如图2-53）

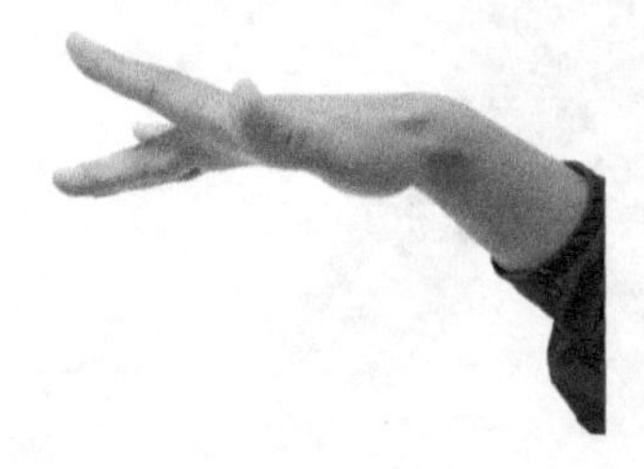

图2-53　鸟翅

（2）基本步型

① 提膝独立：单脚支撑站立，另一腿屈膝向上提起，小腿垂直于地面，脚面放松稍内扣。（如图2-54）

② 后伸腿：单脚支撑站立，另一脚向后方悬起，腿与脚面均自然伸直。（如图2-55）

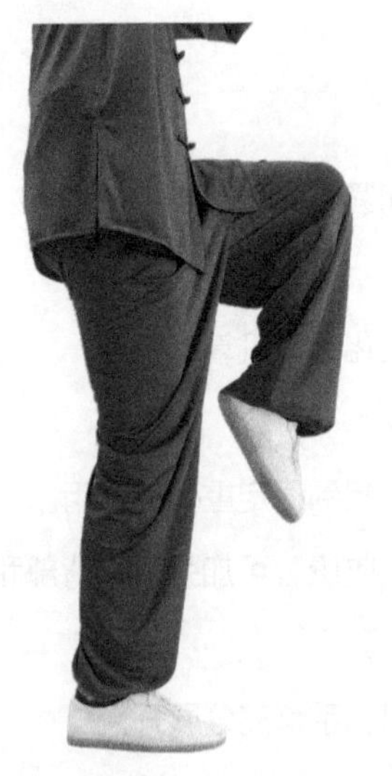

图2-54　提膝独立

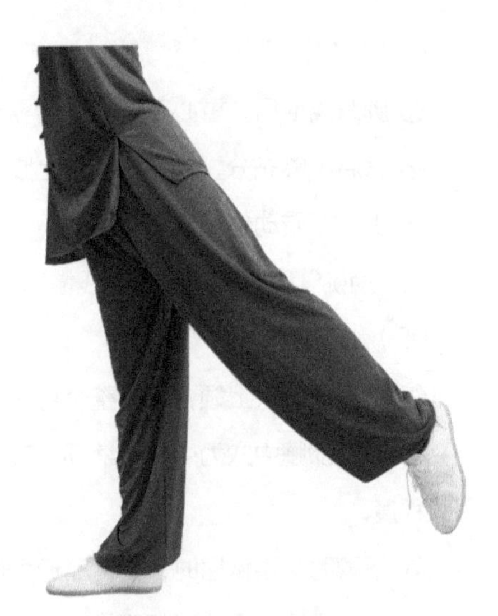

图2-55　后伸腿

2. 正式动作

（1）鸟伸

① 站立位，两脚分开，在同一水平线上，距离约与肩同宽，两臂自然下垂，全身放松；双腿微微屈膝下蹲，重心下落，双掌相叠置于腹前，指尖向前，相叠后左右手的位置可随个人习惯而定。（如图2-56）

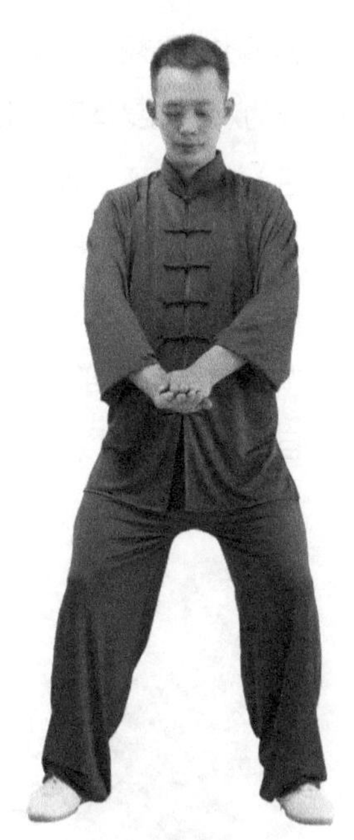

图2-56 双掌相叠置于腹前

② 相叠的双掌向上举至头部前上方，手臂自然伸直，掌心向下，手指朝前，同时配合呼吸，双掌上举时吸气，身体随之缓缓站立微前倾，提肩、塌腰、挺胸，目视前方。（如图2-57、图2-58）

③ 双腿屈曲下蹲，重心下落，同时交叠的双掌缓慢下按至腹前，配合呼吸，双掌下按时呼气，目视双掌。

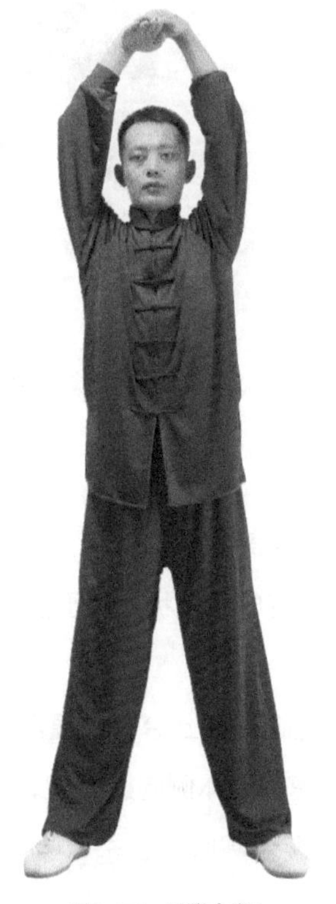

图2-57 双掌上举1

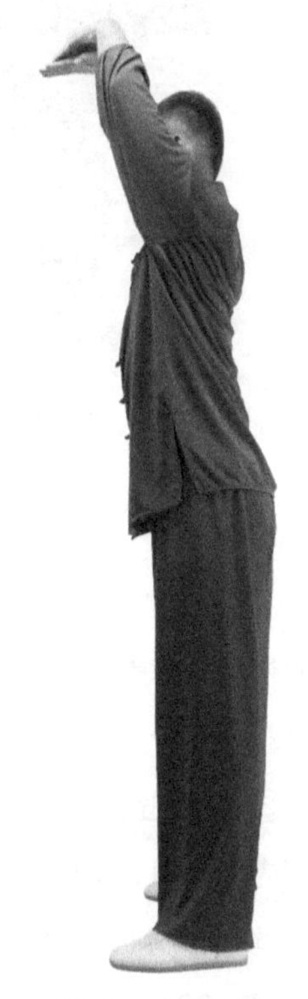

图2-58 双掌上举2

④ 身体重心移向右侧，收左脚，右腿向上蹬直，左腿向后上方抬起、伸直，同时交叠的双掌向身体两侧分开，掌变为“鸟翅”，并向身体两侧后方自然地展开，掌心向后上方，伸颈、抬头、挺胸、塌腰，目视前方。（如图2-59）

⑤ 左脚自然回落，与肩同宽，双腿微微下蹲，双“鸟翅”变掌，置于腹前相叠，指尖朝前，目视双掌，相叠后左右手的位置可随个人习惯而定。（如图2-60）

本式动作左右连贯、交替重复数次（次数因人而异）后，双手自然下垂于体侧，目视前方。

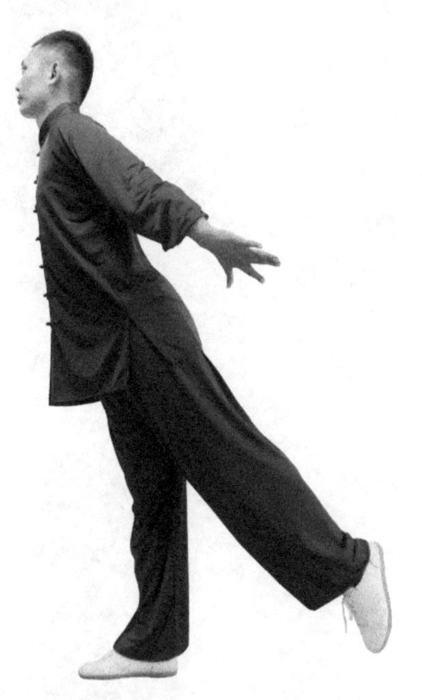

图2-59 左腿上抬，双掌两侧分开

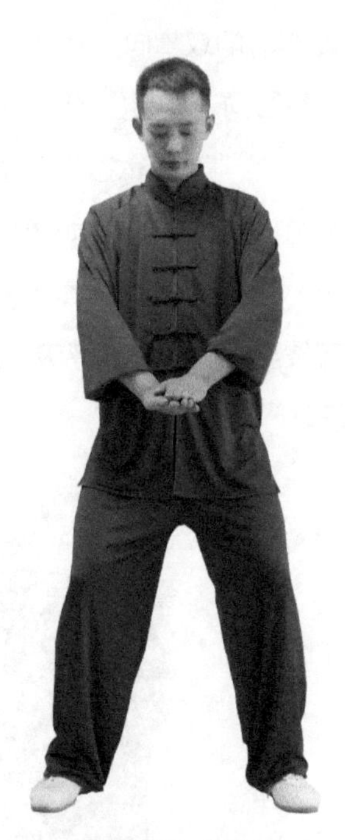

图2-60 收势

（2）鸟飞

① 站立位，两脚分开，在同一水平线上，距离约与肩同宽，两臂自然下垂，全身放松；身体重心微微下落，双膝屈曲，双掌变成鸟翅状，收于腹前，目视双掌。（如图2-61）

② 右腿蹬直，重心上起，独立站立，左腿屈膝上抬，小腿自然下垂，左脚尖稍内扣绷直，同时双臂外展成翅状，经由腹前沿体侧向上举起，掌心向下，约与肩同高，肩膀放松，上举动作舒适缓慢，配合呼吸，上举时吸气，目视前方。（如图2-62）

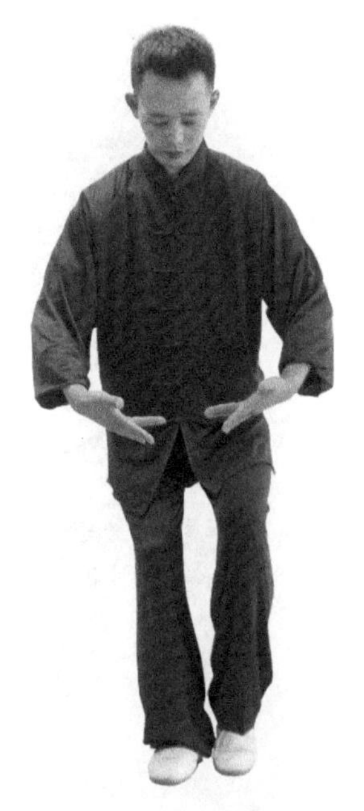

图2-61　双膝屈曲，双掌变成鸟翅状

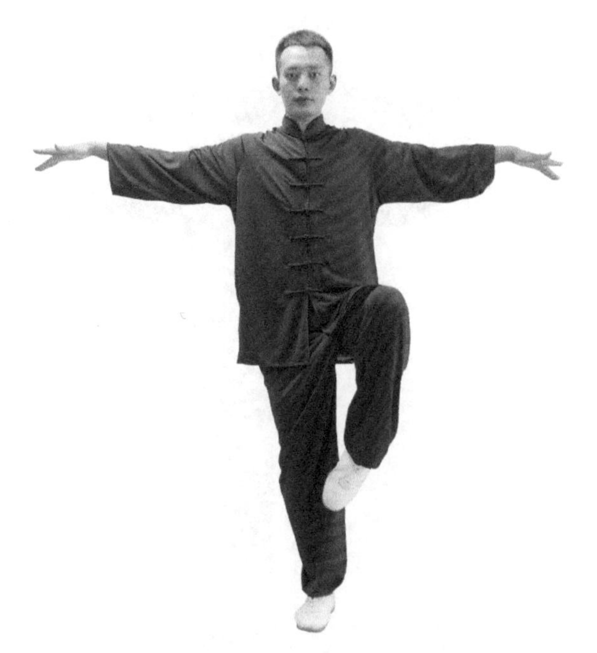

图2-62　左腿屈膝上抬，双臂外展上举

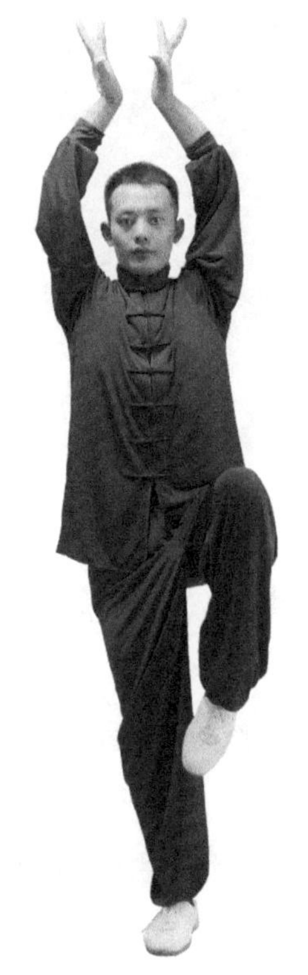

图2-63　双臂上举，掌背相对

③ 左脚下落，脚尖点地，至右脚旁，同时双膝屈曲，双掌掌心相对，回落合于腹前，配合呼吸，下落时呼气，目视双掌。

④ 右腿蹬直，重心上起，独立站立，左腿屈膝上抬，小腿自然下垂，左脚尖稍内扣绷直，同时双臂外展成翅状，经由腹前沿体侧向上举至头顶上方，掌背相对，指尖向上，配合呼吸，上举时吸气，目视前方。（如图2-63）

⑤ 收势。左脚全脚落地，换右脚脚尖点地，至于左脚旁，且双腿微屈曲，双掌变为鸟翅状回落于腹前，配合呼吸，完成右侧鸟飞动作，最后两手自然下落于身体两侧，同时右脚全脚落地，与肩同宽，全身放松，目视前方。（如图2-64、图2-65）

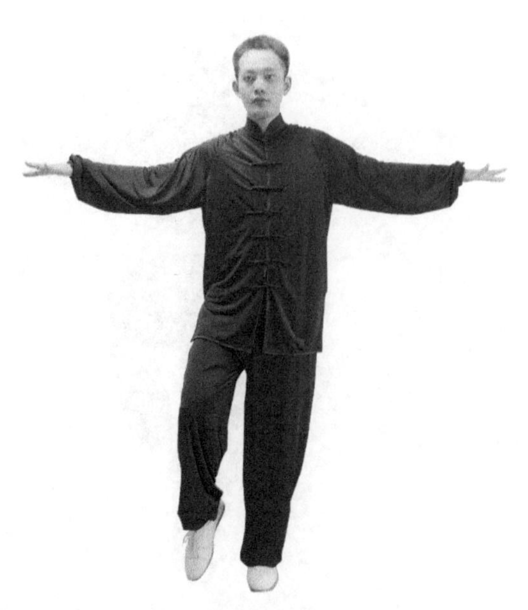

图2-64 **收势1**

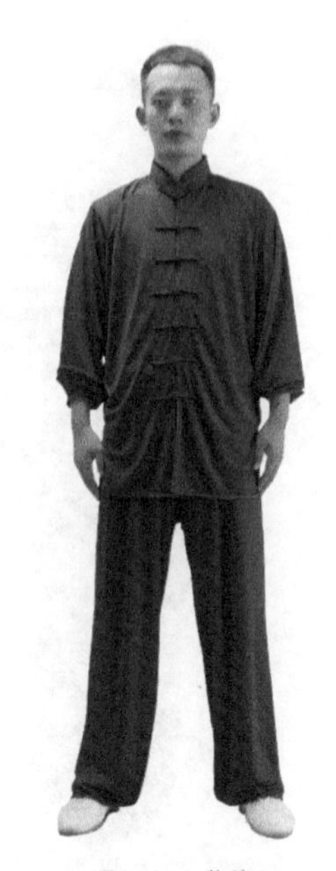

图2-65 **收势2**

本式动作左右连贯、交替重复数次（次数因人而异）后，呈站立位，两脚分开，与肩同宽，全身放松，双手自然下垂于体侧，目视前方。

3. 易犯错误与纠正方法

（1）易犯错误

① 松紧变化掌握不好。

② 单腿支撑时，身体重心不稳。

③ 两臂伸直摆动，动作僵硬。

④ 身体紧张，直立不稳，呼吸不畅。

（2）纠正方法

① 先练习两掌相叠，在体前做上举下落动作，上举时收紧，下落时放松，逐步过渡到完整动作。

② 身体重心移到支撑腿后，另腿再向后抬起，支撑腿的膝关节挺直，有助于提高动作的稳定性。

③ 两臂上举时，力从肩发，先沉肩，再松肘，最后提腕，形成手臂举起的蠕动过程；下落时，先松肩，再沉肘，最后按掌合于腹前。

④ 两臂上举吸气，头部百会穴上领，提胸收腹；下落呼气，松腰松腹，气沉丹田。

三、五禽戏的作用与涵义

（一）虎戏

虎戏在中医五行中属木，对应脏为肝，肝主藏血，在体合筋。

1. 中医学内涵

在虎戏中，根据虎爪的手形变化，手由掌转换为虎爪状，再转换为握拳的过程，可以锻炼人体的经筋，并增强握力；在虎举式的动作中，双手在一紧一松、反复四次用力练习过程中，促进了气血运行，此时习练者多有手臂的烘热感；肝宜疏散而不宜抑郁，所以虎举式中双手掌向上举起时尽量伸展，下落时自然放松，配合自身均匀深长的呼吸吐纳，达到调理肝气、疏肝解郁的作用；中医讲肝开窍于目，所以在习练过程中做到眼随手走，目睛转动，在虎扑式中，双目的自然平视与圆瞪相交替，既能使眼睛明润光亮，又能达到清肝明目之功；虎戏与五季中的春季相对应，春季为万物生长的时候，习练中通过拉伸躯干、头颈、四肢，以达到抻筋拔骨之目的，亦能锻炼筋骨经脉。整套虎戏的习练，自然放松，升降有度，一升一降中升清降浊，疏肝理气，调理三焦。

2. 现代医学内涵

虎戏中的虎举式，双手在一紧一松反复四次的用力过程中，既促进了外周血液的循环，又增加了回心血量，保护心脏功能。整套虎戏，有效地锻炼了脊柱及关节的柔软性和延展性，通过拉伸躯干、头颈、四肢，带动了整条脊柱的运动，在增强局部肌肉力量的同时，并且能够达到一定的预防疾病的作用，更能有效地缓解脊柱相关的疾患，尤其对颈椎病、腰椎退行性改变及胸椎小关节紊乱症等有良好的功能锻炼效果。

（二）鹿戏

鹿戏在中医五行中属水，对应脏为肾，肾主纳气，在体合骨。

1. 中医学内涵

鹿戏中，鹿抵是以腰部的左右旋转、侧屈、拧转为主，在腰部一紧一松的锻炼过程中，肌肉筋骨可以得到全面的自我按摩，中医讲“腰为肾之府”，所以对腰部的自我按摩如同对肾脏的按摩保养，具有益肾固精、强健筋骨的作用；鹿抵中伴随腰部的左右扭转，当双臂在保持“鹿角”手形的时，一边肘部紧抵腰部，另一臂上撑举至头前，在左右反复，一张一弛练习中，使心经、心包经经脉得到牵拉锻炼，具有调理心血的功用；上下肢动作的协调往返中，心肾两脏同时得到锻炼，具有调节心肾、宁心安神的疗效；鹿奔的动作中，双臂内旋前伸，身体重心后坐，收腹弓背，而后身体放松，重心前移，此组动作先是对督脉的拉伸锻炼，而“督脉为阳脉之海”，故而练习鹿奔，可振奋自身的阳气，具有温阳益肾的作用，而后是在弓背后坐与放松前移的过程中，腰部的腰阳关穴、命门穴、肾俞穴等穴交替开阖，启动了穴位的开阖枢机，具有温肾助阳的功效。

2. 现代医学内涵

鹿戏的动作中，鹿抵是以腰部的旋转、侧屈、拧转为主，既可以锻炼腰部的肌肉力量，强筋健骨，加强对腰椎的保护，又能防止肥胖所引起的腰部脂肪堆积，而且对于腰椎小关节紊乱的调节起到了很好的辅助作用；鹿奔动作中，双臂的内旋前伸，可以锻炼肩膀及背部的肌肉，对于颈椎及肩周疾病所引起的疼痛、酸胀等不适均能起到很好的缓解作用，在弓背后坐与放松前移的过程中，也对整个腰背部肌群起到了锻炼的作用，有效地提高了腰背肌对脊柱的保护作用。

（三）熊戏

熊戏在中医五行中属土，对应脏为脾，脾主运化，在体合肉。

1. 中医学内涵

熊戏的动作中，练习熊运时，以腰、腹部为轴，先做顺时针转动，再做逆时针转动，对脾经、胃经都起到很好的疏通调理作用；以腰腹部为轴，双“熊掌”在腹部均匀有力地画圈，由任脉关元穴起，经胃经的天枢穴、脾经的大横穴，再经任脉的中脘穴，最终回到关元穴，加强了腹内的气血运行，同时通过双“熊掌”在腹部、肋部的自我按摩，可以增强脾胃的消化助运功能，对于脾胃疾病，如消化不良、腹部胀气、纳差纳呆、便秘等都有很好的治疗效果；熊晃练习过程中，两臂撑圆左右迈步，带动身体左右摇晃，既带动了两肋运动，又促进了脾胃运转化物，具有疏肝理气健脾之效。

2. 现代医学内涵

熊戏的动作中，练习熊运时，以腰、腹部为轴，做顺时针和逆时针的转动，实为腰部的放松锻炼，对防治劳损性腰部疾患具有一定效果；当双“熊掌”在腹部画圈时，如同自我摩腹，促进消化吸收，而顺时针摩腹可以促进胃肠蠕动，对治疗便秘有一定疗效，逆时针摩腹可以减缓胃肠蠕动而治疗泄泻；熊晃动作习练时，提髋踏步而行，可以增强髋关节的肌肉力量，并提高人体的平衡能力，对一些下肢无力及髋关节病变的患者具有很好的辅助效果。

（四）猿戏

猿戏在中医五行中属火，对应脏为心，心主神明，在体合脉。

1. 中医学内涵

猿戏的动作中，猿提的动作，耸肩、收腹、提肛、缩脖、提踵时伴随着吸气，放松、下按与呼气相结合，在一紧一松中，对心脏起到了很好的按摩作用；猿提的动作对心脏的按摩，可以使心脉通畅、气血运行顺达，具有养心血而去心火的双重调理作用；而“心为君主之官”“心主神明”的功能，与现代医学的大脑相似，猿摘动作轻松灵动，上下肢动作协调，将功法锻炼与故事情节相结合，在改善全身血脉循行的同时，也使脑海得以濡养，具有醒脑开窍之效。

2. 现代医学内涵

猿戏的动作中，猿提的动作，耸肩、收腹、提肛、缩脖、提踵时伴随着吸气，放松、下按与呼气相结合，在一紧一松中，对胸腔起到一定的挤压、按摩的作用，对心肺的收缩功能起到锻炼作用，有利于肺脏的呼吸和心脏的供血，可以有效改善胸闷、心悸、心慌等症状；提踵、收腹、提肛、缩脖、耸肩等动作配合猿的左顾右盼，对颈、肩部肌肉筋膜起到了锻炼作用，增强局部神经的灵敏度，能有效缓解颈、肩部的疼痛，同时也增强了下肢力量，提高了平衡能力；猿摘的动作则是通过模仿猿猴摘桃的整个过程，模仿猿的轻松灵动，可以有效缓解精神压力、改善睡眠。

（五）鸟戏

鸟戏在中医五行中属金，对应脏为肺，肺主呼吸，在体合皮。

1. 中医学内涵

鸟戏的动作中，练习时与呼吸吐纳的配合最为紧密，鸟伸式练习时，双臂上提吸气、下按呼气、后摆吸气、收回呼气，动作的升降起伏配合呼吸吐纳，既锻炼了深、长、匀、细的呼吸，同时又牵拉了肺经，既疏通肺经的经气，又增强了肺脏的功能，使腠理开阖有度，有效缓解肺系疾患的同时，也对皮肤有润泽之效；鸟伸式中，腿向后伸直抬起，变为鸟伸态，既加强了腿部气血循环，又疏通了胸背部气血经络，增强了整体的抗病能力；鸟飞式时，双臂上下开合摆动，加之配合呼吸吐纳，可以调理三焦气机，而对胸腔的挤压也起到了按摩心、肺的作用，对心肺有双向调节的保健作用。

2. 现代医学内涵

鸟戏的动作中，通过动作的练习和呼吸的紧密配合，通过深长匀细的呼吸锻炼，既增加了肺活量、人体血氧交换，又提高了心肺的功能，能有效缓解气短、胸闷和呼吸系统不适等症状；而左右交替的单脚支撑站立，可以有效锻炼人体平衡性；鸟戏的动作犹如整套功法的整理动作，动作舒展大方，呼吸深、大、匀、长，有缓解压力、凝心静气的效果。

第三节 六字诀

一、六字诀渊源

六字诀，也称为“六字气诀”“六字诀养生法”，是一种历史悠久的养生功法，其根本上属于吐纳法，基本操作是呼气吐字。其中六字分别是“嘘（应肝木）”“呵（应心火）”“呼（应脾土）”“呬（应肺金）”“吹（应肾水）”“嘻（应三焦）”。而六字诀是指在呼气过程中发出“嘘、呵、呼、呬、吹、嘻”六个字的发音，以其不同的发音口型、不同的唇齿舌喉使劲方式，并辅以相应的字体动作与意念，来震动、牵动全身脏腑经络气血的运行，调节肝、心、脾、肺、肾的气血运行功能，以达到强壮内脏、调节气血、平衡阴阳的目的。

六字诀最早见于南北朝陶弘景的《养性延命录》，书中明确指出六字诀属于吐纳法：“纳气有一，吐气有六。纳气一者谓吸也，吐气六者谓吹、呼、嘻、呵、嘘、呬，皆为长息吐气之法。时寒可吹，时温可呼，委曲治病，吹以去风，呼以去热，嘻以去烦，呵以下气，嘘以散滞，呬以解极。”

六字诀属于吐纳法，古籍当中对于吐纳法的记述有很多。《吕氏春秋》《庄子·刻意》《王褒传》隋朝的《修习止观坐禅法要》，明朝的《正统道藏洞神部》清代的《寿世保元·勿药元诠第二十三·道经六字诀》都有或简或详的描述。

六字诀以中医的经络学、阴阳五行学说为理论基础，按照春夏秋冬四时节序，配以肝、心、脾、肺、肾五脏属性以及角、徵、宫、商、羽五音的口型，辅以呼吸、意念与肢体的引导，吐出脏腑浊气，吸入自然清气，推地之阴气上升，引天之阳气下降，结合后天营卫之气，混集真元，使得气血流通于经脉，以达到祛瘀通络、导滞散结、调整虚实、宏调身心、强身健体、康复养生的效果。

六字诀简单易学，针对性强，疗效较好，不易出现偏差，适合初学者练习使用。本篇章介绍的是康复养生的六字诀，其顺序是按照五行相生的顺序，即“嘘—呵—呼—呬—吹—嘻”。最早的六字诀操作，仅仅为单纯练呼吸的静功功法，但从明代开始，就配上相关的动作，称为“动功六字延寿诀”，实践当中认为动功效果较好，故本篇章主要介绍动功法。

二、六字诀的练习要点及作用

本功法的内容仍然沿用“三调”操作来进行介绍：预备式、动作属于“调身”；呼吸法与调息、发音与口型属于“调息”；感受经络走向属于“调心”。

（一）预备式

本功法均以预备式作为基础。每变换一个字都以预备式为起。每次练功时预备式的练习时间可以稍长一会儿，要多去体会松静自然之感。

（1）自然松静站立，全身放松，重心转移，两脚分开，与肩同宽。

（2）头正颈直，百会虚领，双目轻闭，唇齿轻合，舌抵上腭，似笑非笑。

（3）沉肩坠肘，虚腋悬腕，两臂自然下垂于体侧。

（4）含胸拔背，松腰蓄腹，双膝微屈，轻提肛门。

（5）默想全身放松（参照自然式站桩的“三线放松法”），站立至呼吸平稳。

（二）呼吸法与调息

1. 呼吸法

本功法采用顺腹式呼吸法。注意力要放在呼气上，即要做到“呼有意，吸无意”。呼气时读字，同时要提肛、收腹、敛臀、轻提会阴、缩肾（环跳穴处的肌肉向内收缩），重心自然后移到足跟。呼气尽，则要放松，恢复自然吸气。吸气时，两唇轻闭，舌抵上腭，身心放松，小腹自然隆起，吸入自然清气，气沉丹田。此谓“踵息法”。六字诀均用此法呼吸。

2. 调息

此调息非三调法当中的“调息”，注意要区分两者，此调息的作用是调整呼吸，恢复自然，实现阴阳转化。每个字读六次以后，调息一次，调息采用的是自然呼吸法。调息时要配上动作：

① 当身心放松之后，两臂从身体的侧前方徐徐抬起到腕部与肩部平齐，此时要求手心朝下，同时含胸拔背、沉肩、坠肘、悬腕。

② 肩膀不动，以肘部为轴，手腕与前臂向上翻转，至手心朝上。

③ 先注意坠肘虚掌，然后两掌向内画弧线，至两掌心相对，指尖朝上，如房状，高不过眉。

④ 双手如按球状（掌心朝下，指尖相对）徐徐在胸前下按至小腹部前。

⑤ 至小腹部后，两臂自然下垂于体侧，恢复预备式。

（三）六字诀功法

1.“嘘”字功养肝

具体见视频6。

（1）发音　嘘（读“需”，xū），属牙音。

（2）口型　发音吐气时，唇齿微开，嘴角后引，口唇微微用力拉“扁”，槽牙上下平对，中留缝隙，舌尖放平，舌体微微后缩，槽牙与舌边亦有空隙。发声吐气时，气从槽牙间、舌两边的空隙中呼出体外。

（3）动作

① 两手松开，掌心向上，小指位于腰间；此时的位置大约为人们习惯叉腰的高度，并且掌根位于腋前线；目视前下方。两脚不动，两下肢伸直，在保持头正颈直、脊柱正中、骨盆稳定的前提下，右掌由腰间缓缓向左侧穿出，由胸椎带动→腰椎→骨盆→髂关节→膝关节缓慢向左转90°；两脚原地不动。注意穿掌与身体左转同起同止。这种转动通过对脊柱和骨盆牵引，形成对髂关节和膝关节的水平扭力，实际上这种转动停止时仅有腰椎、髂关节和膝关节在水平位置的旋转，头正、颈椎直没有旋转，胸椎和两脚没有旋转，骨盆稳定。右掌向左侧穿至右上肢伸直，但不要用力绷直，右腕背大约与肩同高时，穿掌停止；两眼在穿掌过程中渐渐圆睁，目视右掌伸出方向。

② 右掌沿原路收回腰间；同时身体缓慢转回正前方；转回的先后顺序为：膝关节→髂关节→骨盆→腰椎→胸椎；右掌收回腰间水平且小指位于乳中线；目视前下方。身体右转动方法同左转动相似，只是方向相反。身体右转90°；同时，左掌由腰间缓缓向右侧穿出，约与肩同高；两眼渐渐圆睁，目视左掌伸出方向。

③ 左掌沿原路收回腰间，同时，身体转回正前方；目视前下方。

④ 如此左右穿掌各3遍。本式共吐“嘘”字音6次。

（4）动作特点　“嘘”字功养肝，肝属木，木喜条达、喜升发，故动作需要做得有向上、伸展之像。

（5）经络走向　意念领肝经之气由大敦穴（足大踇指外侧），沿足背上行，经过太冲穴、中都穴，中至膝关节内侧，再沿大腿内侧环阴器至小腹，在小腹部与足阳明胃经并列上行会于肝脏，属肝络胆，上行穿过横膈膜，散布于胸胁间，沿着喉咙的后侧，分叉于眼球，复上行入脑。另一支脉从肝脏穿横膈膜上贯于肺脏，经过中府穴、云门穴，沿着手臂内侧前缘至大拇指内侧的少商穴。

（6）功法的作用内涵

① 可以疏通肝气，肝开窍于两目，故“嘘”字功常用于眼疾（比如两目干涩）。

② 常用于治疗肝火旺、肝血虚、肝肿大，胸胁胀满、食欲不振、头晕目眩以及妇科等疾病。

2.“呵”字功补心

具体见视频7。

（1）发音　呵（读“喝”，hē），属舌音。

（2）口型　发声吐气时，唇齿微张，舌体微微后缩并上拱，舌体后部两边轻贴上臼齿，气从舌与上腭之间缓缓而出。

（3）动作

① 接“嘘”字诀最后一动。吸气，同时两掌小指轻贴腰际微上提，指尖朝向斜下方；目视前下方。随即屈膝下蹲，同时两掌缓缓向前下方约45°方向插出，两臂微屈；目视两掌。

② 屈肘收臂，两掌小指一侧相靠，掌心向上，成“捧掌”，约与肚脐相平；目视两掌心。

③ 两膝缓缓伸直；同时屈肘，两掌捧至胸前掌心向内，两中指约与下颏同高；目视前下方。

④ 两肘外展，约与肩同高；同时，两掌内翻，掌指朝下，食指、中指和无名指背相靠。然后，两掌缓缓下插；目视前下方。从插掌开始，口吐“呵”字音。

⑤ 两掌下插至肚脐前时，两掌稍向内上提，然后，微屈膝下蹲；同时，两掌内旋外翻，掌心向外，缓缓向前拨出，至两臂成圆，两掌心大约与肩同宽；目视前下方。

⑥ 两掌外旋内翻，掌心向上，两肘弯曲内收于腹前成“捧掌”；目视两掌心。

⑦ 两膝缓缓伸直；同时屈肘，两掌捧至胸前，掌心向内，两中指约与下颏同高；目视前下方。

⑧ 两肘外展，约与肩同高；同时，两掌内翻，掌指朝下，掌背相靠。然后两掌缓缓下插；目视前下方。从插掌开始，口吐“呵”字诀。

⑨ 然后再重复第5式到第8式4遍。本式共吐“呵”字音6次。

（4）动作特点　心属火，火性炎上，故心火宜降，并且手少阴心经出心而下行，所以“呵”字功重在两掌上提旋即翻掌下按，使得心火下降，以滋肾水，使心肾相交。

（5）经络走向　以意领气，由脾经的井穴隐白穴上升，循大腿内侧前缘，入腹里，过脾胃，穿横膈膜入心中，咽带舌入目，上通于脑部。其分支从心系上行至肺部，横出于腋下，由极泉穴上升入臂内侧后缘，经过少海、通里、神门、少府等穴直达小指尖端的少冲穴。

（6）功法的作用内涵

① 可以降心火，沟通心肾，用来防治失眠、健忘。

② 常用于心悸、心绞痛、汗出过多、舌体由于心火上炎造成的糜烂、舌强语蹇等病症。

3.“呼”字功健脾

具体见视频8。

（1）发音　呼（读“乎”，hū），属喉音。

（2）口型　发声吐气时，唇齿张开，舌两侧上卷，口唇撮圆前伸，气从喉出后，在口腔中形成一股中间气流，经撮圆的口唇呼出体外。

（3）动作

① 微屈膝下蹲，膝关节屈后大约成120°，掌心向内对肚脐，指尖斜相对，五指自然张开，两掌心间距与掌心至肚脐距离相等；两掌心间距大约与肩同宽；目视前下方。

② 两膝微伸直，但不要用尽力绷直；同时，两掌缓缓向肚脐方向合拢，至肚脐前约10厘米，两掌合拢时保持与肚脐同一水平的高度。

③ 微屈膝下蹲，同时，两掌向外展开至两掌心间距与掌心至肚脐距离相等，两臂成圆形，并口吐“呼”字音，两掌心间距大约与肩同宽；目视前下方。其意为膝下蹲和两掌向外展同时进行。两掌外展时保持与肚脐同一水平的高度。

④ 两膝缓缓伸直，同时，两掌缓缓向肚脐方向合拢

⑤ 然后重复第3式到第4式5遍。本式共吐“呼”字6次。

（4）动作特点　由于“脾升胃降”的特性，“呼”字功的重点就是一手向上举，另一手向下按，以调理中焦气机。

（5）经络走向　当念“呼”字时，足大趾稍微使劲点地，使得经气从足大

趾内侧端（隐白穴）沿着足部的赤白肉际上行，经过大都、太白、公孙三穴之后，入三阴交直上小腿内侧，沿大腿内侧入腹内脾脏，络胃，夹咽，连于舌根，散于舌下。沿腋下入臂内侧后缘，走手少阴心经之脉，随手势高举直达小指尖端少冲穴。

（6）功法的作用内涵　可以健脾和胃，常用于治疗脾虚、腹部胀满、腹泻、水肿、肌肉萎缩无力、消化不良、食欲不振、倦怠乏力、便血、女子月经病等症。

4.“呬”字功润肺

具体见视频9。

（1）发音　呬（读“丝”，sī），属齿音。

（2）口型　发音吐气时，牙齿合拢，口唇微张，上下切牙相对，留有狭缝，舌尖放平并轻抵顶下齿上部，嘴角微微后引，气从齿间出。

（3）动作

① 两掌自然下落，掌心向上，十指相对；目视前下方。

② 两膝缓缓伸直；同时，两掌缓缓向上托至胸前，约与两乳同高；目视前下方。

③ 两肘下落，夹肋，两手顺势立掌于肩前，掌心相对，指尖向上。两肩胛骨向脊柱靠拢，展肩扩胸，藏头缩项；目视前斜上方。

④ 微屈膝下蹲；两上肢向前平抬起，手腕大约与肩同高，同时松肩伸项，两掌缓缓向前平推逐渐转成掌心向前亮掌，同时口吐“呬”字音；目视前方。

⑤ 两掌外旋腕，转至掌心向内，指尖相对，腕间相距大约与肩宽。

⑥ 两膝缓缓伸直；同时屈肘，两掌缓缓收拢至胸前约10cm，指尖相对；目视前下方。

⑦ 两肘下落，夹肋，两手顺势立掌于肩前，掌心相对，指尖向上。两肩胛骨向脊柱靠拢，展肩扩胸，藏头缩项；目视斜前上方。

⑧ 微屈膝下蹲；同时，松肩伸项，两掌缓缓向前平推逐渐转成掌心向前，并口吐“呬”字音，目视前方。

⑨ 然后重复第5式到第8式4遍。本式共吐“呬”字音6次。

（4）动作特点　呼气有利于将肺内浊气排出体外，而吐字展臂推掌有利于浊气沿手太阴肺经从大拇指末端排出。

（5）经络走向　意念引肝经之气由足大趾外侧（大敦穴）上行，沿腿内侧上行入腹循肝，由肝的支脉流注于肺。从肺系（肺与喉咙相联系的部位）横出，经中府、云门，循臂内侧前缘入太渊穴走鱼际穴，出拇指甲角的少商穴。

（6）功法的作用内涵　可以清肺，常用于外感发热、咳嗽喘促、痰涎壅盛、背痛畏寒、呼吸急促、气短尿频等病症。

5.“吹”字功强肾

具体见视频10。

（1）发音　吹（读“炊”，chuī），属唇音。

（2）口型　发音吐气时，舌体、嘴角后引，臼齿相对，两唇向两侧拉开收紧，前面形成狭隙，气从喉出后，从舌两边绕舌下，经唇间狭隙缓缓而出。

（3）动作

① 接“呬”字诀第8式。两掌前推，随后松腕伸掌，指尖向前，掌心向下。

② 两臂向左右分开成侧平举，掌心斜向后，指尖向外。

③ 两臂内旋，两掌向后划弧至腰部，掌心轻贴腰眼，指尖斜向下；目视前下方。

④ 微屈膝下蹲；同时两掌向下沿腰骶、两大腿外侧下滑，后屈肘提臂环抱于腹前，掌心向内，指尖相对，约与脐平，两掌心相距与肩同宽；目视前下方。两掌从腰部下滑时，口吐“吹”字音。

⑤ 两膝缓缓伸直；同时，两掌缓缓收回，轻抚腹部，大拇指指尖稍向上，其余四指指尖斜向下，虎口相对；目视前下方。

⑥ 两掌沿带脉向后摩运。

⑦ 两掌至后腰部，掌心轻贴腰眼，指尖斜向下；目视前下方。

⑧ 微屈膝下蹲；同时，两掌向下沿腰骶、两大腿外侧下滑，后屈肘提臂环抱于腹前，掌心向内，指尖相对，约与脐平；目视前下方。两掌从腰部下滑时，口吐“吹”字音。

⑨ 然后重复第5式到第8式4遍。本式共吐“吹”字音6次。

（4）动作特点　“吹”字功由腰后到体旁而后至身前，由下至胸部，使肾水上

升而滋补心阴，涵养心阳。

（5）经络走向　当念“吹”字时足跟使劲，经气从涌泉上升，经足掌内侧绕足内踝之后，过三阴交，经过小腿内侧面，出腘窝，沿大腿内侧上行，贯穿脊椎，入肾络膀胱，一支脉转注心包，经天池、天泉、曲泽、大陵、劳宫至中指指尖的中冲穴。

（6）功法的作用内涵　可用来治疗腰膝酸软、腰腿冷痛、头晕耳鸣、健忘、目涩、潮热盗汗、男子遗精、阳痿、早泄、女子宫寒或是梦交、牙齿松动、头发掉落等病症。

6.“嘻”字功理三焦

具体见视频11。

（1）发音　嘻（读“希”，xī），属牙音。

（2）口型　发音吐气时，牙齿全拢，口唇微张。舌尖放平并轻抵下齿中部，嘴角略后引并上翘，上下门牙对齐，臼齿上下平对咬合，呼气时使气从臼齿边的空隙中经过。

（3）动作

① 接“吹”字诀第8式。两掌环抱自然下落于体前；目视前下方。两掌内旋外翻，掌背相对，掌心向外，指尖向下；目视两掌。

② 两膝缓缓伸直；同时，提肘带手，经体前上提至胸。随后，两手继续上提至面前，分开两手，向外打开，上举，两臂成弧形，掌心斜向上；目视前上方。

③ 屈肘，两手经面部前回收至胸前，约与肩同高，指尖相对，掌心向下；目视前下方。然后，微屈膝下蹲；同时，两掌缓缓下按至肚脐前。

④ 两掌继续向下、向左右外分至左右髋旁约15cm处，掌心向外，指尖向下；目视前下方。从第3式两掌缓缓下按至肚脐前开始配合口吐“嘻”字音。

⑤ 两掌掌背相对合于小腹前，掌心向外，指尖向下；目视两掌。

⑥ 两膝缓缓伸直；同时，提肘带手，经体前上提至胸。随后，两手继续上提至面前，当上臂提至与地面大致平行时，上臂固定，再行分掌、外开、上举，两臂成弧形，掌心斜向上，中指指尖大约与头顶同高；目视前上方。

⑦ 上臂保持与地面大致平行，屈肘，两手经面部前回收至胸前，约与肩同高，指尖相对，掌心向下；目视前下方。然后微屈膝下蹲；同时两掌缓缓下按至肚脐

前，目视前下方。

⑧ 两掌顺势外开至髋旁约15cm，掌心向外，指尖向下；目视前下方。从上动两掌下按开始配合口吐“嘻”字音。

⑨ 然后重复第5式到第8式4遍。本式共吐“嘻”字音6次。

（4）动作特点　动作的幅度要大，两手上托下移的动作要舒展。

（5）经络走向　呼气时，以意领气，出胆经第4足趾爪甲外侧足窍阴穴，经丘墟，沿腿外侧上外丘、膝阳关、环跳，然后入腹，通三焦上行肩中，沿臂外侧经天井、支沟、外关行至无名指爪甲外侧关冲穴。呼气尽两手下落，以意领气沿胆经下行至第4足趾爪甲外侧足窍阴穴。

（6）功法的作用内涵

① 可以调理三焦，治疗胆经以及胆囊疾病。

② 常用于治疗由于三焦不畅所引起的耳鸣、眩晕、恶心呕吐、口苦咽肿、胸腹胀满、肠鸣腹泻、小便不利、语气低微等。

（四）收功

两手翻转，手心朝内，缓缓收回，虎口交叉相握，置于脐上，两目轻闭，默念收功，并轻揉肚脐，顺时针六圈，逆时针六圈，然后两手松开，两臂自然垂于身体两侧，目视前下方。

（五）注意事项

① 按照五行相生的顺序（木、火、土、金、水），练习的顺序应该是“嘘—呵—呼—呬—吹—嘻”。

② 六字诀练习，每个字做6次，三十六次为“小周天”。

③ 每天何时练功，练的时间长短，依据具体情况和体质自行安排，总体原则是以自己舒适为度，当出现不适感时应立即停止练功。

④ 练功时，最好依据不同时间段面向不同方向进行练功，但也不必拘泥。早晨面向东方，夕阳西下面向西方，午时面向正南，子夜面向正北。

⑤ 生气及酒后不宜练功，过饥或过饱不宜练功。

⑥ 动作要始终缓慢舒展，待练习熟练之后，不必着意动作以及呼吸，要顺其自然，气与意行。

第四节

易筋经

一、易筋经渊源

易筋经是我国民间流传较早的锻炼身体的方法，清代凌延堪认为《易筋经》是明代天台紫凝道人假托达摩之名所作。而易筋经中的导引、按摩、吐纳等均是中国传统的养生功夫。且其中用到许多道家术语。由此可见一斑。如：清虚者，洗髓是也；脱换者，易筋是也。易者，乃阴阳之道也。清虚、易筋、洗髓、阴阳多是道家术语。从易筋经的名称来看，“易”是变通、改换、脱换之意，“筋”指筋骨、筋膜，“经”则带有指南、规范之意。因此，“易筋经”的习练过程，就是通过对自身形体的牵引、伸展，达到抻筋拔骨的作用，来锻炼人体的筋肉、调节脏腑经络。在宋元以前，易筋经仅流传于少林寺僧众之中，自明清以来才逐渐流行，且演变为多个流派，在民间流传甚广。

易筋经有内经和外经两种锻炼方法，每种各有12势动作。易筋经内经采用的是站式，即以一定的姿势，借助呼吸诱导，逐步增强筋脉和脏腑的功能。大多数动作采取静止性用力。呼吸以舒适自然为宜，不可屏气。易筋经外经注重外壮，《易筋经外经图说》中记载有详细练习的方法。本节所练习的易筋经以内经为主。

易筋经，内外兼修、身心并练，是一套外练筋骨皮、内练精气神的传统养生功法。习练该功法前，先要做好准备工作。练功中，每势动作要求尽量做到缓慢、柔和、放松、伸展，用力要适度，不可用蛮力、死力。在神态上，要保持安宁祥和、精神内守、排除杂念。而初练者，以自然呼吸为佳，在练到一定程度后，可逐渐配合呼吸进行练习。练习完毕后，要注意保暖，不可当风。锻炼时，可根据个人的具体情况，挑选其中一势或几势或整套进行练习，但必须循序渐进，持之以恒。练习的时间、强度也要因人而异，每次练习至微微汗出为佳。

易筋经功法，是推拿功法的主要功法之一，长期以来一直被推拿界人士所推崇，并作为推拿的基本功来进行训练。现在，易筋经不仅作为推拿工作者强身健体、提高体力的主要练功方法，也是人们日常防治疾病、延年益寿的养生功法。

二、易筋经的练习要点

（一）预备式

两脚并步站立，两手自然垂于身体两侧。身体中正，头正如顶物，百会虚领，同时下颏微收、唇齿合拢，两眼平视前方；全身放松，沉肩垂肘；胸部内含，背部挺拔，勿挺胸，勿驼背，收腹，勿前凸；腰部直立且放松。两腿微曲，膝关节不超过足尖；自然呼吸。目光内含，精神内守，心平气和；神态安宁。

（二）正式动作

1. 韦驮献杵第一势

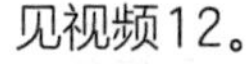

见视频12。

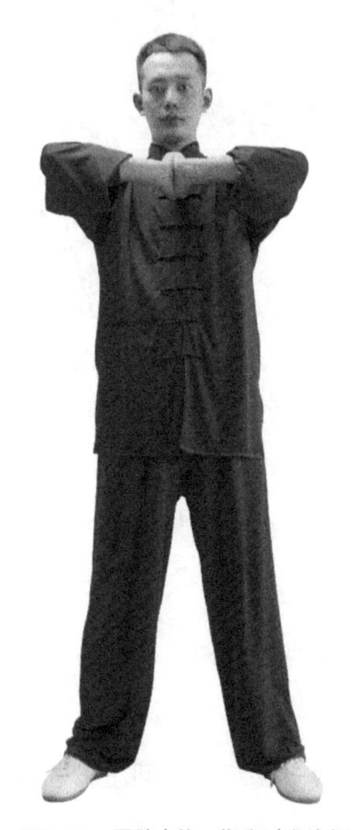

图2-66 **两臂内旋，指尖对准胸部**

（1）左脚向左分开一步，两脚在同一水平线，距离与肩同宽，两臂自身体两侧向外展，展至与肩相平，掌心向下；然后转掌心向前，两手掌慢慢合拢，屈肘、旋臂、转腕、内收，指尖向上，腕、肘与肩相平。

（2）两臂向内旋，使指尖对准胸部，与天突穴相平，动作稍作停顿。（如图2-66）

（3）两手向左右两侧缓缓分开，两臂屈肘，双手于胸前成抱球状，掌心相对，沉肩垂肘，十指微屈，两手间距约15cm，身体微向前倾。（如图2-67）

（4）收势　先深吸气，后慢慢呼出，同时两手下落于身体两侧，然后收左脚，并步站立，身体中正。

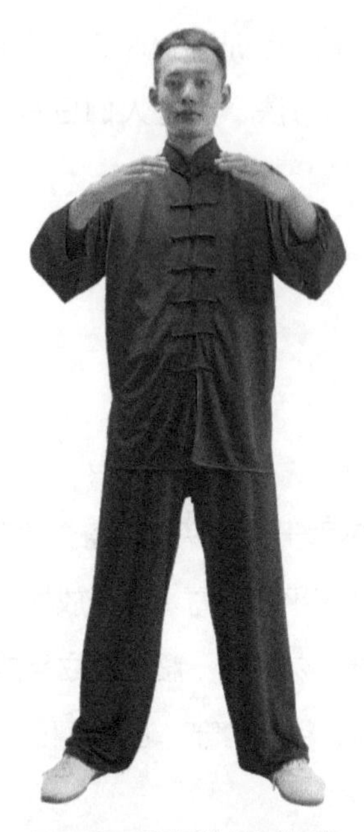

图2-67 双手于胸前成抱球状

（5）动作要领

① 放松肩腋，舒展脊背，使肌肉放松，做到上虚下实。

② 两掌合于胸前时，稍停顿片刻，通过神敛和两掌相合的动作，来均衡身体两侧的气机，以达到气定神敛的功效。

（6）本势口诀　立身期正直，环拱手当胸，气定神皆敛，心澄貌亦恭。

2. 横胆降魔杵势

见视频12。

（1）左脚向左分开一步，两脚在同一水平线，距离与肩同宽。五指自然并拢，两手向下按，掌心向下，指尖朝前。

（2）两手翻掌，掌心向上，两手掌上提至胸部，然后向前伸出，掌臂约与肩部平行；两手向左右两侧分开，两臂平直。

（3）翻掌，掌心向下，两膝伸直，脚跟上抬，前脚掌着地，同时目视前方，身体微向前倾。（如图2-68、图2-69）

（4）收势　先深吸气，然后慢慢呼出，在呼气的同时放下脚跟，收回左脚，并步站立，身体中正。

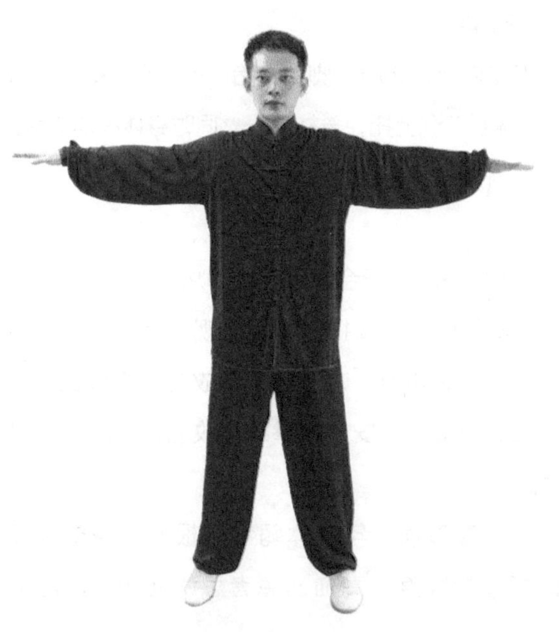
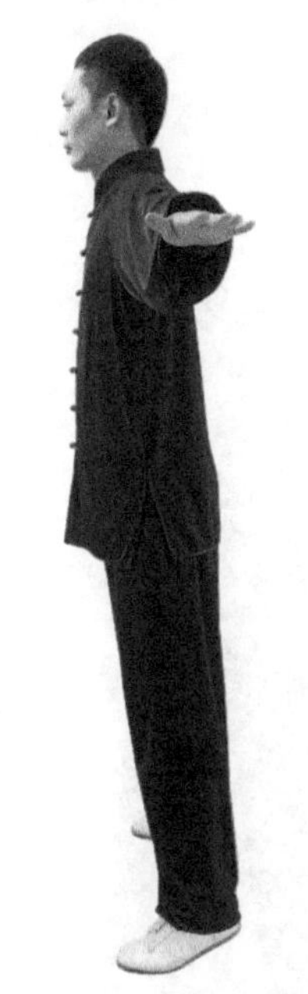

图2-68 掌心向下，两膝伸直，脚跟上抬1 图2-69 掌心向下，两膝伸直，脚跟上抬2

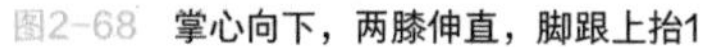

（5）动作要领

① 两手向左右呈一字打开，与肩相平。

② 两脚跟上抬，前脚掌着地，脚趾抓地。

③ 两膝伸直，自然呼吸，平心静气、气定神敛。

（6）本势口诀　足趾抓地，两手平开，心平气静，目瞪口呆。

3. 掌托天门势

见视频12。

（1）左脚向左分开一步，两脚在同一水平线，距离与肩同宽。两掌心向上，指尖相对，向上提至胸前；腕关节向内旋，掌心向下，四指并拢，拇指外展，两手掌相距约5cm。

（2）两手掌上举过头顶，同时翻掌，掌心向上，并拢四指，拇指外展，两虎口相对。

（3）身体重心前移至前脚掌支撑，两膝挺直，脚跟提起，前脚掌着地，头略后仰，目视掌背，静立片刻。（如图2-70）

（4）收势：先深吸气，然后慢慢呼出，呼气时，两手及脚跟同时下放，收回左脚，并步站立，身体中正。

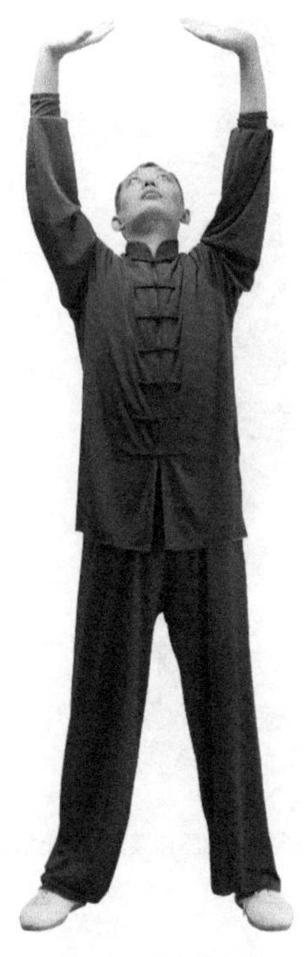

图2-70 掌托天门势

（5）动作要领

① 两掌向上托起时，脚跟上抬，前脚掌支撑，使力达四肢，做到下沉上托，脊柱竖直，同时身体稍向前移。

② 全身放松，两臂切忌贯力，目视掌背，无需过分仰头。

③ 两掌上托时，配合动作自然呼吸。

（6）本势口诀 掌托天门目上观，足尖着地立身端。力周腿胁浑如植，咬紧牙关不放宽，舌可生津将腭舐，鼻能调息觉心安。两拳缓缓收回处，用力还将挟重看。

（7）注意事项 年老体弱者可根据自身条件调整两脚提踵的高度。高血压患者忌练此功。应避免跌倒。

4. 摘星换斗势

见视频13。

（1）两脚并步站立。两手握空拳，上提至两腰部，拳心向上。重心移至左腿，上体右转，然后提起右腿向右前方跨出一步，屈膝呈半蹲姿势，变成右弓步；同时左手向后，拳背停附在腰后的命门穴，右手由拳变成掌，然后向右前方伸出，约与头部相平，掌心向上，目视右手掌。

（2）重心后移，上身左转，左腿屈膝，右腿伸直，右脚跟着地，脚尖上翘；同时，右手随上身左转而向左平摆，眼睛注视右手。而后上身右转，右足稍收回，脚尖着地，脚跟抬起，成右虚步；同时右手随上体右转而向右平摆，变成勾手状举于头前上方，指尖对眉中，目视勾手，成摘星状，静立停顿片刻。（如图2-71）

（3）收势 深吸一口气，后缓缓呼出，在呼气同时收回右脚，双手变掌下落于身体两侧，并步直立。

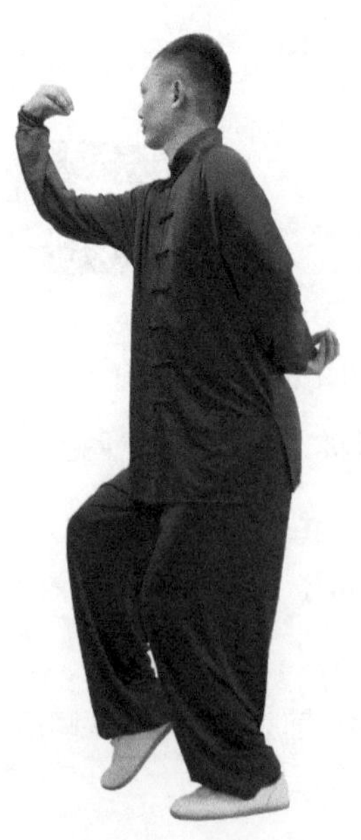

图2-71 摘星换斗势

（4）以上是右式的练习动作，左式练习动作与右式相同，唯左右相反。

（5）动作要领

① 转体时，要以腰为轴，用腰来带动肩臂。

② 五指并拢捏挤，屈腕如钩状，距前额约一拳。

（6）本势口诀　只手擎天掌覆头，更从掌内注双眸。鼻端吸气频调息，用力回收左右侔。

5. 倒拽九牛尾势

见视频14。

（1）左脚向左侧横开一大步，双腿屈膝下蹲，两臂向外展开后，上举于头上，两掌心相对，然后两掌变拳，经体前向下落于两腿之间，两臂伸直，两拳背相对。

（2）两拳向上提至胸部，拳心向下，然后变成立掌向左右分推，掌心向外，指尖朝上，腕关节做背伸，两臂撑直。

（3）重心向右移后再向左移，变成左弓步，同时两掌变拳，腰稍转向左侧，以腰来带动肩，以肩带动臂，左手向下经腹部前侧再向上划弧至面前，拳心对向面部，拳的高度不高过眉，然后屈腕外旋后拉；同时右手向前经头上再向后划弧至身体右后方，然后屈腕内旋后拽，并目视左拳。

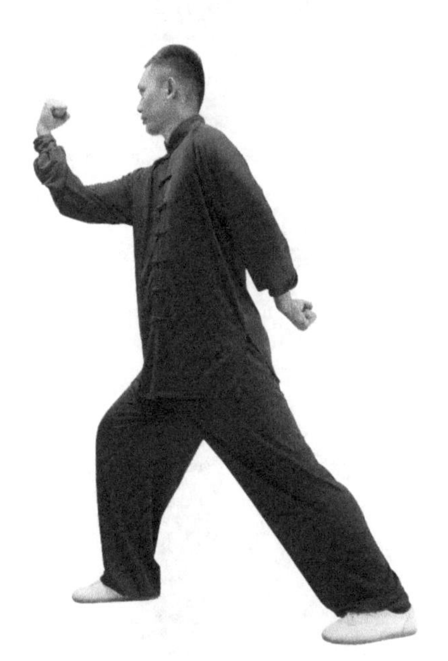

图2-72　**倒拽九牛尾势**

（4）收势　深吸气时重心右移，缓慢呼气时收回左脚，双手变掌下落于身体两侧，并步直立，目视前方。

（5）以上为左式的练习动作，右式的练习动作同左式，唯左右相反。（如图2-72）

（6）动作要领

① 以腰带动肩，以肩带动臂。

② 两腿呈前弓后箭，两肘屈曲不超过膝，屈膝不超过足，两臂做螺旋使劲。

（7）本势口诀　两腿后伸前屈，小腹运气空松；用力在于两膀，观拳须注双瞳。

6. 出爪亮翅势

见视频15。

（1）两脚并拢站立。两手握拳，上提至腰侧，拳心朝上。然后两拳向上提至胸前，两手变立掌于胸前，掌心向前，缓缓向前推，同时脚跟上提，两腿及肘关节伸直，腕关节背伸，十指用力外分，与视线同高，瞪目怒视指端。（如图2-73、图2-74）

（2）双掌变握拳，收回至胸前，同时脚跟下落。

（3）再提其脚跟，掌心向前，十指分开前推，共做7次收推动作。

（4）收势　先深吸一口气，双掌变握拳收回于胸前，然后再慢慢呼出，呼气的同时放下两手落于身体两侧。

（5）动作要领

① 坐腕亮翅（腕关节做背伸，十指用力外展开），脚趾抓地，力由下生，两胁部用力，力达指端。

② 出掌时身体保持直立中正，瞪眼怒目，同时运用内劲将两掌前推，先轻推，后重如排山；收掌时则如海水还潮。

③ 配合呼吸，推掌时自然呼气，收掌时自然吸气。

（6）本势口诀　挺身兼怒目，推手向当前；用力收回处，功须七次全。

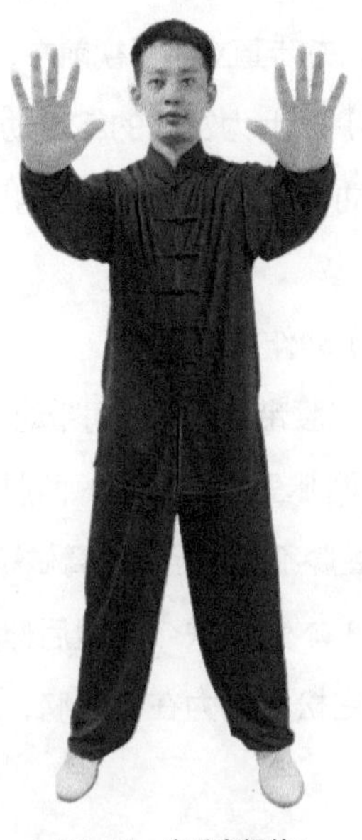

图2-73　出爪亮翅势1

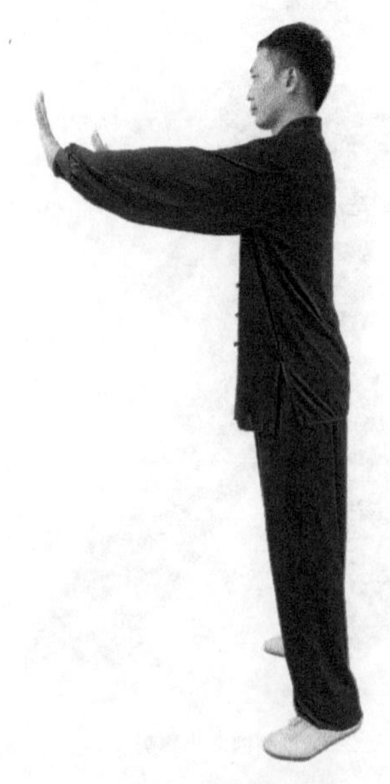

图2-74　出爪亮翅势2

7. 九鬼拔马刀势

见视频16。

（1）左脚向左分开一步，两脚间距约与肩同宽。两手在腹前交叉，上举至头顶，再由身体两侧下落于身体两侧。左手由身体左侧向前，上举至头上，然后屈肘，使左手按在头后枕部，同时右手向后，至左侧背部肩胛骨下方，掌心向外，附于背部。

（2）左手掌向前伸，左肘向后摆，项部用力向后仰，身体顺势向左侧充分扭转，定势后目视左后方，动作稍做停顿，然后双手同时撤力，身体转正，两臂打开呈侧平举。

（3）收势　深吸一口气，然后再缓缓呼出，同时两手下落于身体两侧，收回左脚，并步直立。

（4）以上为左式练习动作，右式练习与左式动作相同，次数相同，唯方向相反。（如图2-75、图2-76）。

（5）动作要领

本式动作对拔拉伸，尽量用力。上体左右扭转时，保持中轴正直。两手按压时，均用暗劲。

（6）本势口诀　侧首弯肱，抱顶及颈；自头收回，弗嫌力猛；左右相轮，身直气静。

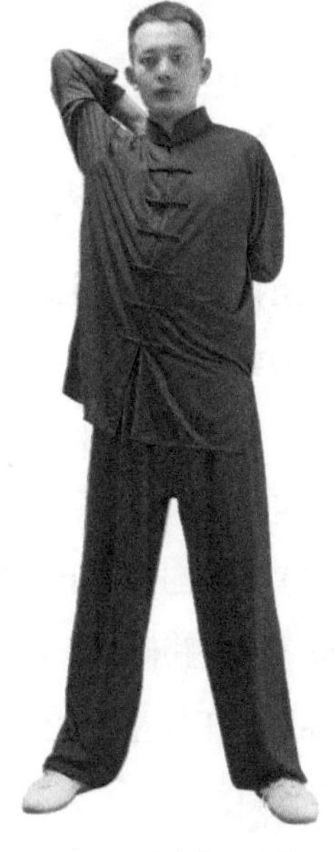

图2-75　九鬼拔马刀势1

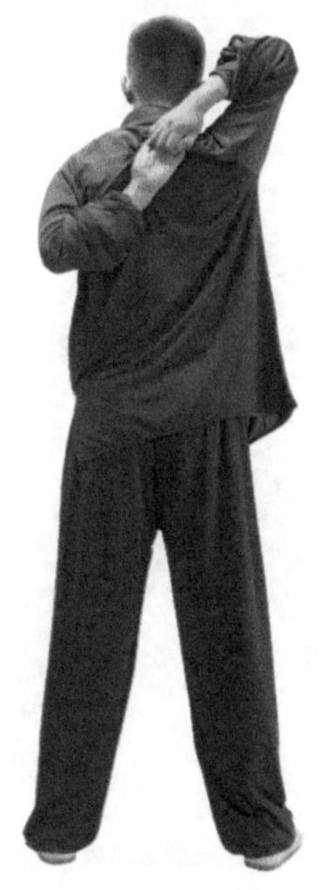

图2-76　九鬼拔马刀势2

8. 三盘落地势

见视频17。

（1）左脚向左横开一大步，两脚间距比肩稍宽。两臂由体前仰掌向上举，两臂伸直，两臂间距约与肩同宽，上举至与肩同高时，两掌翻掌，掌心向下，两手掌内旋，沉肩，肘向外展，两掌缓缓用力向下按，按至膝盖上部，同时两腿屈曲，下蹲成马步，目视前方。（如图2-77）

（2）两腿缓缓伸直，同时两掌翻掌向上，上托与肩相平，再缓缓屈膝马步下蹲，同时两掌翻掌转向下，两手掌内旋，沉肩，肘向外展，两掌缓缓用力下按，直至膝关节外侧。

（3）两腿缓缓伸直，同时两掌翻掌向上，上托与肩相平，再缓缓屈膝马步下蹲，同时两掌翻掌转向下，两手掌内旋，沉肩，肘向外展，两掌缓缓用力下按，直至两小腿外侧中部，两目向前平视。第一次微蹲；第二次半蹲；第三次全蹲。

（4）收势　先深吸一口气，然后再慢慢呼出，两腿缓缓伸直，配合呼吸，同时两掌心翻转向上，上托到与肩相平，再翻转向下，缓缓落于身体两侧，左足收回，并步直立。

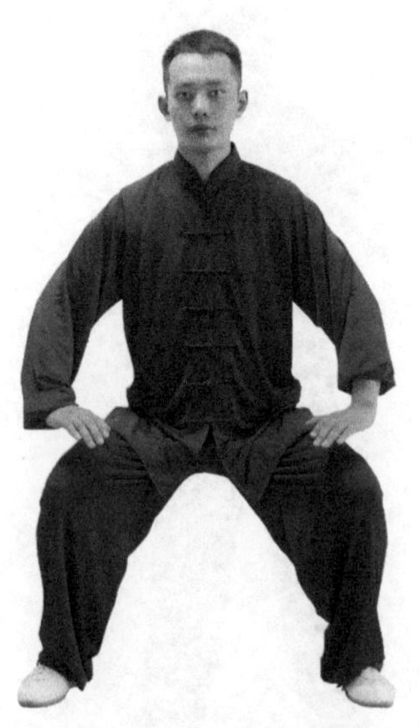

图2-77　三盘落地势

（5）动作要领

① 两手上托，如托千斤之物；两手下按，如按水中浮球。

② 马步下蹲时，松腰、裹臀，两掌如按重物；起身向上时，两掌如托重物。下蹲或起身时，上体始终保持中正直立，不要前俯或后仰。三次下蹲依次增加难度。

（6）本势口诀　上腭坚撑舌，张眸意注牙；足开蹲似踞，手按猛如拿；两掌翻齐起，千斤重有加；瞪睛兼闭口，起立足无斜。

9. 青龙探爪势

见视频18。

（1）左脚向左分开一步，两脚间距约与肩同宽。双手握拳向上提起，抵于两侧章门穴处，拳心向上。然后右拳变掌向前上举，至肩上位，掌心朝向左侧，上臂靠近头部，腰向左侧尽量弯曲，面向前方，右掌心朝向左侧，目视前方。

（2）身体向左转至面部朝下，右手四指并拢，拇指屈按于掌心，掌心朝下，上半体向左前下俯，右手掌顺势推撑至左脚正前方，双膝伸直，脚跟不要离开地面抬起，眼随手动。（如图2–78、图2–79）

（3）屈膝下蹲，上体逐渐转正起身，同时右臂随着转体，由左腿旁经两小腿前划弧形至右腿外侧，掌心朝上，双腿缓缓伸直，同时右手握拳收至章门穴，目视前方。

（4）收势　先深吸一口气，然后再缓缓呼出，两手变掌落于身体两侧，左足收回，并步直立。

（5）以上为左式练习动作，右式练习动作与左式相同，唯方向相反。

（6）动作要领

① 伸臂探“爪”，划弧形下按，力注肩背。动作自然、协调、顺畅。

② 侧腰及转体时，手臂、腰腹做充分伸展；探身下俯时，要求肩松、肘直、拳撑实，膝挺直足跟勿抬起，呼吸均匀、自然。

（7）本势口诀　青龙探爪，左从右出；修士效之，掌气平实；力周肩背，围收过膝；两目平注，息调心谧。

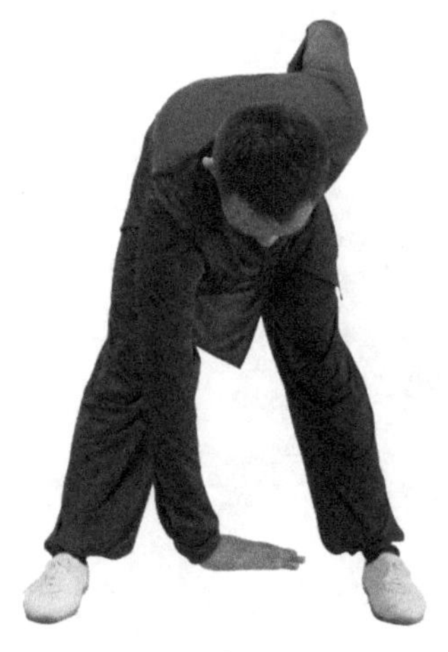

图2–78　青龙探爪势1

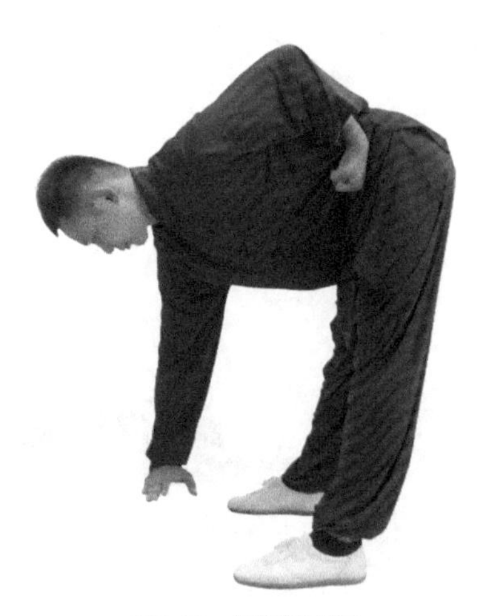

图2–79　青龙探爪势2

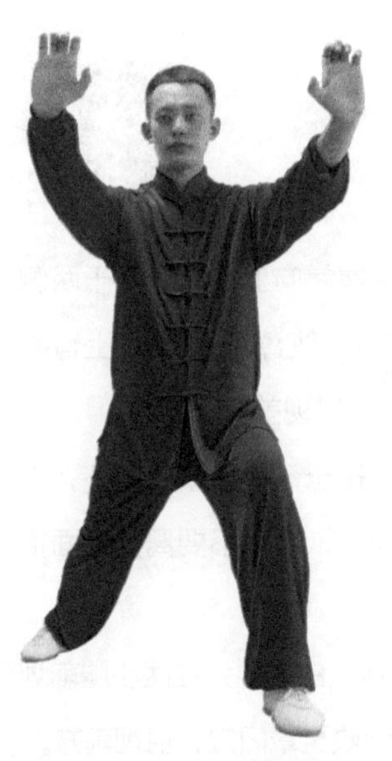

图2-80　左弓步，双手虎爪状

10. 卧虎扑食势

见视频19。

（1）左脚向前迈出一大步，成左弓步，同时，双手握拳从腰侧向前做扑伸动作，双手臂与肩等高，掌心朝前，坐腕，手变成虎爪状，前扑时的动作要刚劲有力。（如图2-80）

（2）双手十指撑地，双手置于左膝的两侧，指端朝前。后腿屈曲，脚前掌着地；前脚跟微抬起。抬头挺胸，瞪目，目视前上方，塌腰。（如图2-81）

（3）稍停顿片刻，然后缓缓起身，重心右移，收回左脚至右脚旁呈并步，双手握拳收回于两腰侧。

（4）收势　先深吸一口气，然后缓缓呼出，双手变掌落于身体两侧。

（5）以上为左式练习动作，右式练习动作左式相同，唯方向相反。

（6）动作要领

① 用躯干的蛹动来带动双手向前扑，双手呈虎爪状，掌心朝前，坐腕，使力达指端。

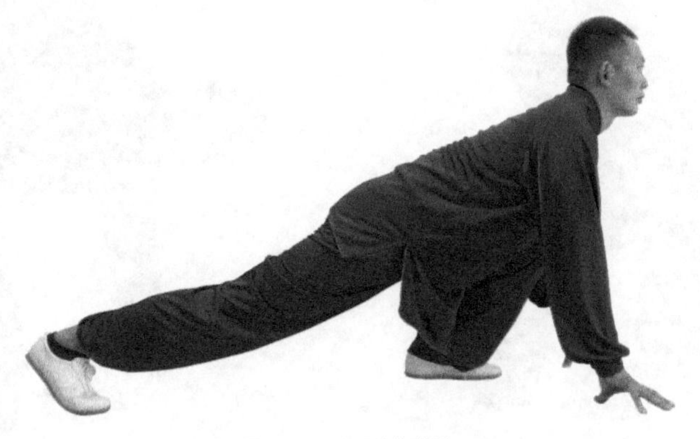

图2-81　双手十指撑地

② 抬头挺胸、塌腰、瞪目、目视前上方，脊柱呈反弓形。

③ 初练习时，双手撑地，在臂力增强后，可尝试用四指、三指、二指等撑地练习。

（7）本势口诀　两足分蹲身似倾，屈伸左右腿相更；昂头胸作探前势，偃背腰还似砥平；鼻息调元均出入，指尖著地赖支撑；降龙伏虎神仙事，学得真形也卫生。

11. 打躬击鼓势

见视频20。

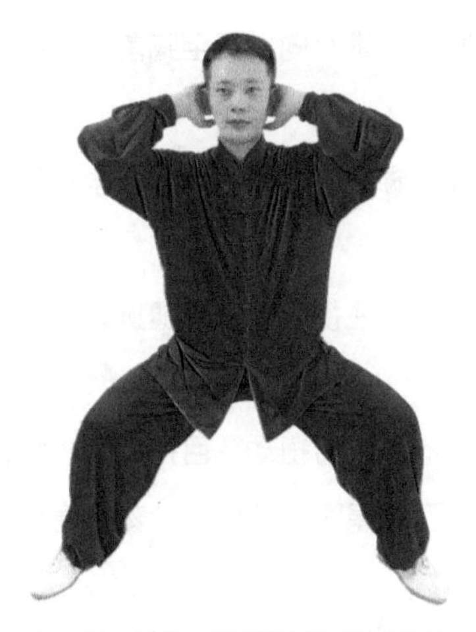
图2-82　马步，双手掌合抱于脑后枕骨

（1）左足向左分开一步，与肩同宽或宽于肩。双手仰掌向外展，上举至头上部，两掌心相对，十指交叉，同时屈膝下蹲成马步。屈膝时缓缓下落，双手掌合抱于脑后枕骨，与项部争力，目视前方。（如图2-82）

（2）膝关节缓缓伸直，同时向前大弯腰，幅度要大，双手用力将头压向胯下，膝关节要挺直，脚跟不要抬起，双目向后看。双手掌心轻掩双耳部，四指按于枕骨上，以双手食指从中指上滑落并依次弹击枕骨，弹击时耳内会有“咚咚”响声，共弹击24次。（如图2-83、图2-84）

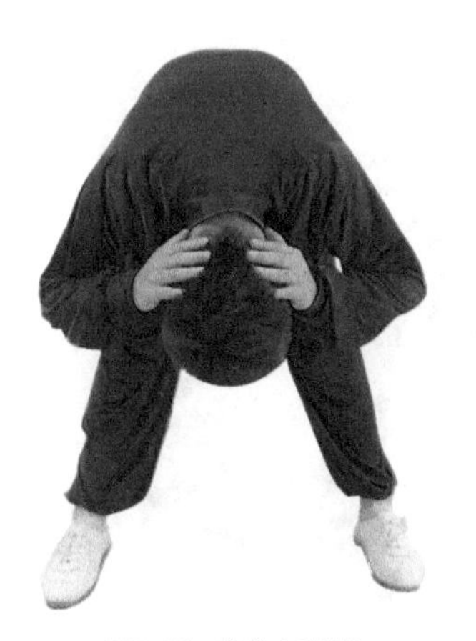
图2-83　向前大弯腰1

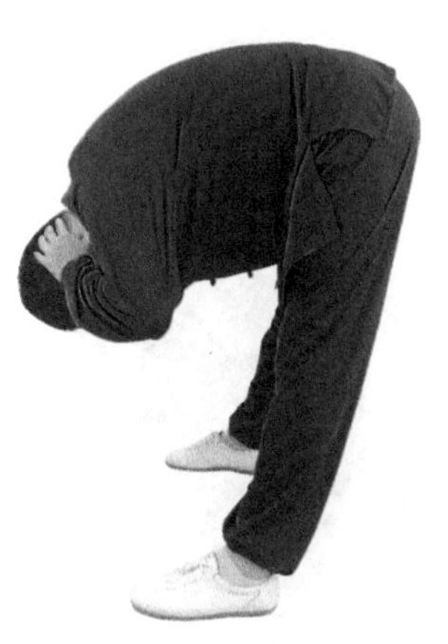
图2-84　向前大弯腰2

（3）收势　先深吸一口气，然后再缓缓呼气，随势将腰部伸直，起身直立后，两手猛然拔离双耳。两手变掌心向下，从两侧落下，左足收回，并步直立。自然呼吸。

（4）动作要领

① 在与项部争力时，双手掌紧抱枕部，两肘充分向后伸展。

② 俯腰时，伸直膝关节，脚跟不要离地，头尽量压向胯下，不能屏气。

（5）本势口诀　两手齐持脑，垂腰至膝间；头惟探胯下，口更啮牙关；掩耳聪教塞，调元气自闲；舌尖还抵腭，力在肘双弯。

12. 掉尾摇头势

见视频21。

（1）双脚并步站立。双手十指交叉相握于小腹前，掌心向上托至胸前，于胸骨柄处内旋翻掌向上托，掌心向天，托至手臂挺直。

（2）头、双手臂及脊背尽量后仰，双膝微屈曲，脚跟不要离开地面。全身尽力紧绷，犹如拉紧弓箭，两眼向上看。

（3）俯身向前倾，顺势推掌至双足正前方，抬头，注视双手，双腿挺直，脚跟勿离地（如图2-85、图2-86）。

（4）两手交叉不动。头向左后方转，同时臀部向左前方扭动，目视尾闾。稍停顿片刻，头向右后方转，同时臀部向右前方扭动，目视尾闾。稍停顿片刻，身体转正，抬头，注视双手。

（5）收势　与呼吸相配合，深吸气时，起身直腰；深呼气时，双手分开，缓缓收回身体两侧。

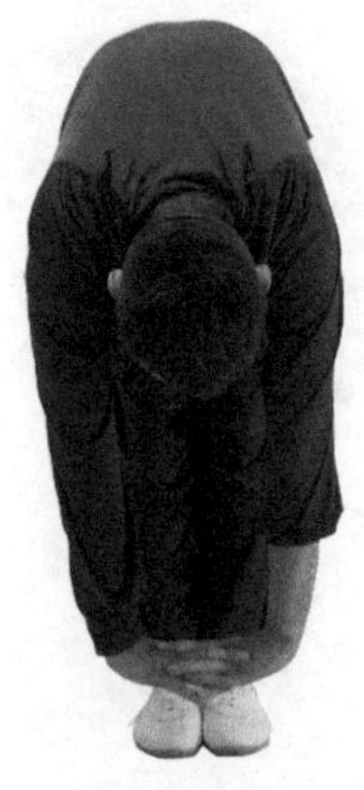
图2-85　掉尾摇头势1

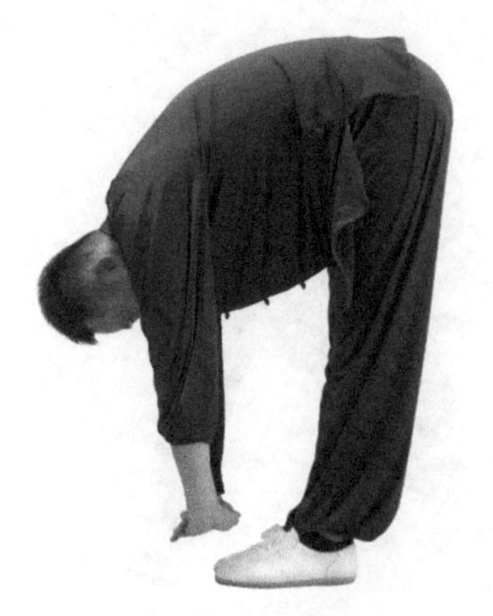
图2-86　掉尾摇头势2

（6）动作要领

① 十指交叉紧握勿松。

② 上举时肘关节尽量挺直。

③ 身向前俯、双掌下推时，膝和肘要挺直，呼吸要均匀、自然。

④ 转头扭臀时，头与臀部运动方向相向。

（7）本势口诀　膝直膀伸，推手自地；瞪目昂头，凝神一志；起而顿足，二十一次；左右伸肱，以七为志；更作坐功，盘膝垂眦；口注于心，息调于鼻；定静乃起，厥功维备。

三、易筋经的作用与涵义

1. 韦驮献杵第一势

（1）本势动作是易筋经的基础动作，练习本势动作时，要平心静气、安神定志、摒弃杂念、消除焦虑，对精神疲劳、心烦失眠及神经衰弱等有一定的疗效。

（2）本势动作能锻炼上肢三角肌、肱二头肌，对从事推拿行业的医生及上肢力量偏弱人群，可增强手腕的悬劲和持久力。

2. 横胆降魔杵势

（1）本势动作，主要作用于心肺，有宽胸理气、疏通经络、平衡阴阳的作用，能增强心肺功能，对肺气肿、肺心病、共济失调等有一定防治效果。

（2）本势动作能锻炼上肢三角肌和下肢股四头肌及小腿三头肌，可以增强臂力和腿力，对锻炼两手臂悬劲和耐力有重要作用。

3. 掌托天门势

（1）本势动作通过上肢的撑举及下肢提踵的动作练习，使上、中、下三焦之气得到调理，并且能发动三焦及手足三阴之气。

（2）本势动作可引血上行，增加大脑的血流量，促进全身的血液循环，对肩关节活动功能有改善作用。对心肺疾病、低血压、脾胃虚弱、妇科病等有一定疗效。

（3）本势动作重点是锻炼腰肌、股四头肌、小腿三头肌及上肢各肌群，可增强臂力、腰力及腿力。

4. 摘星换斗势

（1）本势动作主要作用于中焦、下焦，练习时上体转动幅度大，可使肝、胆、脾、胃等脏器受到柔和的自我按摩，能促进胃肠的蠕动，增强消化功能，从而达到健脾和胃、疏肝利胆、强健腰肾、延缓衰老的功效。对于预防和治疗胸闷、腹胀、胃脘部疼痛不适及中风后遗症等有一定作用。

（2）本势动作可锻炼到屈腕肌群、肱三头肌、肱二头肌、腰肌及下肢屈肌群，能增强腕力、臂力、腰力及腿力，对颈、肩、腰的活动功能起到一定的改善作用。

（3）练习本势动作可使练习者身体各部分保持充分的潜力，推拿医生练习该动作，可为临床应用推拿手法打下良好的基础，尤其是对提高一指禅推法的疗效有一定的帮助。

5. 倒拽九牛尾势

本势动作的主要作用是舒通筋络，可防治肩、背、腰、腿肌肉的损伤。还能加强两臂旋前、旋后肌群及五指的力量。

6. 出爪亮翅势

（1）本势动作既可疏肝理气，调畅气机，又能培补肾气，增强肺气，促进气血的运行。对肺气肿、肺心病等有一定的疗效。

（2）本势动作能锻炼上肢前臂屈肌群、伸肌群，可增加臂力和指力。

（3）本势动作中，通过伸臂推掌、屈臂收掌及展肩扩胸的动作导引，可促进自然之清气与人体之真气在胸中交汇融合。

（4）久练本势，会使劲力贯于指端，从而达到提高推拿治病的效果。

7. 九鬼拔马刀势

（1）本势动作既能增强脊柱等关节的活动范围，疏通督脉，又能改善头部血液循环，对防治颈椎病、肩周炎、肺气肿、脑供血不足等有一定疗效。

（2）本势动作能锻炼肱三头肌及腰肌，增强臂力与腰力。

（3）注意事项：高血压颈椎病患者及年老体弱者，头部应小幅度转动，且轻缓。

8. 三盘落地势

（1）本势动作可增强腰腹部及下肢力量，起到强腰固肾的作用；能够促进大腿及腹腔静脉血液的回流，常用于腰腿痛、盆腔炎等病症的防治。

（2）本势动作能锻炼下肢股四头肌、腰肌，增强腿力及腰力。

（3）注意事项：年老体弱者下蹲深度可根据自身情况调整，年轻体健者可半蹲或全蹲。

9. 青龙探爪势

（1）本势动作有疏肝利胆、宣肺束带、调节五脏气机的作用，能较好地防治呼吸系统疾病、肝胆疾病及妇科经带疾患。

（2）本势动作能锻炼背阔肌、肋间肌、腹外斜肌、臀大肌、大腿及小腿后侧肌群、拇长屈肌，可增强腰力、腿力、指力。对改善腰部及下肢肌肉的活动功能有增强作用。此势也是一指禅推法的入门功法之一。

10. 卧虎扑食势

（1）本势动作可强腰壮肾、舒筋健骨。

（2）本势动作久练可增加指力、臂力及下肢力量，并能锻炼腰、腹肌群。

（3）注意事项：高血压及心脏病患者，忌练此动作。

11. 打躬击鼓势

（1）本势动作既能醒脑明目、益聪固肾、强健腰腿，又能增强头部的血液循环，改善腰背及下肢的活动功能，有效缓解脊背、腰部肌肉的紧张、疲劳，可防治耳鸣，增强听力。

（2）本势动作能锻炼胸大肌、斜方肌、背阔肌及肱三头肌、下肢后侧诸肌群，能增强臂力、腰力、腿力。

（3）注意事项：高血压病患者禁练本势动作。

12. 掉尾摇头势

（1）本势动作有疏通经络、强健筋骨的作用，能增强腰部、下肢及手臂的力量和柔韧性，可以改善脊柱各关节的活动功能。

（2）本势动作为结束动作，能通调十二经脉、奇经八脉，舒通气血。练功后全身舒适、轻松。

（3）注意事项

① 高血压患者，禁练本势动作。

② 颈椎病患者和年老体弱者，做头部动作时应小而轻缓。

第五节

八段锦

一、八段锦渊源

八段锦是我国的传统导引养生术之一，它以调节身体和预防疾病为主，注重肢体运动与呼吸相配合。八段锦具有良好的祛病健身功效，且整套动作编排精美。古人将八段锦功法的动作喻为精美的丝织锦缎，彰显该功法之珍贵。其练习方法简便易学，加之锻炼疗效显著，并有七言歌诀广泛流传，历来深受人们喜爱。在我国古老的导引术中，八段锦可谓是流传最广，对导引术的发展影响最大的一种。

八段锦的名称最早出现于北宋·洪迈《夷坚志》："政和七年，李似矩为起居郎……尝以夜半时起坐，嘘吸按摩，行所谓八段锦者。"距今已有八百多年。八段锦共八节，又分武八段与文八段两种。武八段多为马步式或站式，又称北派，适合青壮年与体力充沛者。南宋·曾慥《道枢》辑其基本功法为："仰手上举所以治三焦；左肝右肺如射雕；东西单托所以安其脾胃；返而复顾所以理其伤劳；大小朝天所以通五脏；咽津补气左右挑起手；摆鲜鱼尾所以祛心疾；左右攀足所以治其腰。"另《医方类聚》《灵剑子导引子午记》等均记载有类似功法。武八段锦在流传过程中经过不断修改，到清朝末期《新出保身图说·八段锦》，首次以"八段锦"命名，并绘制出相关图像，才有了较完整的动作套路，并留有七言歌诀，现在流行的正是晚清时所传的歌诀："两手托天理三焦，左右开弓似射雕。调理脾胃须单举，五劳七伤望后瞧。摇头摆尾去心火，两手攀足固肾腰。攒拳怒目增气力，背后七颠百病消”。至此，传统八段锦动作也基本被固定下来了。文八段又称南派，多以坐式，注重凝神行气。其图式出南宋·河滨丈人《摄生要义》，明·王圻《三才图会》载有类似图式并附有功法。其由十二节动作组成，可见于明朱权《活人心法》“八段锦导引法”，而清·徐文弼在《寿世传真》中将此功法改名为“十二段锦”。高濂《遵生八笺》括为歌诀，曹无极《万育仙书》曾转载此诀，后世流行颇广。

八段锦每节中的动作，如伸展、摇摆、前俯后仰等动作，分别作用于人体的三焦、肾腰及心肺脾胃等部位和器官，都是针对一定的脏腑或病症的保健与治疗，因此八段锦可作为辨证施功的基本功法之一。练习该功法时，动作宜柔和、缓慢，呼吸要均匀、细长。既可以调理经络脏腑、活血行气，又能柔筋健骨、养气壮力，运动量恰到好处，达到强健身心的效果，还可以防治心火亢盛、五劳七伤，亦有助于预防和矫正驼背、脊柱后突等症状。

二、八段锦的练习要点

（一）预备式

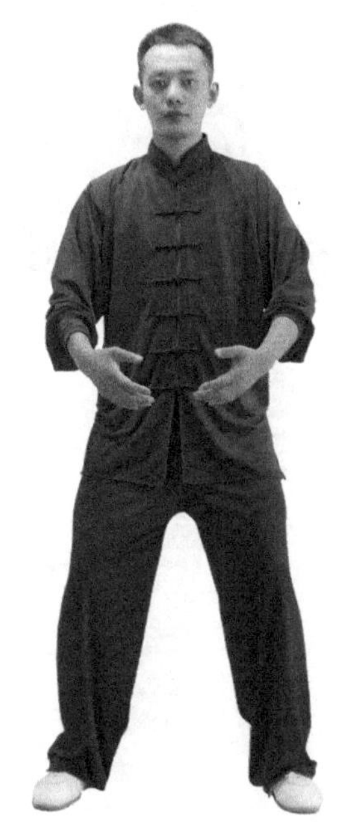
图2-87 预备式

两脚并步站立，两臂自然垂于身体两侧，目视前方，左脚向左侧开出一步，间距与肩同宽，两臂内旋向两侧摆起，与髋同高，掌心向后。两腿稍屈，同时两臂外旋向前合掌，抱于腹前，掌心向内，两掌指尖距约10cm，目视前方。宁静心神，调整呼吸，端正身形，从精神和肢体上做好练功前的准备。（如图2-87，视频22）

（二）正式动作

1. 两手托天理三焦

见视频22。

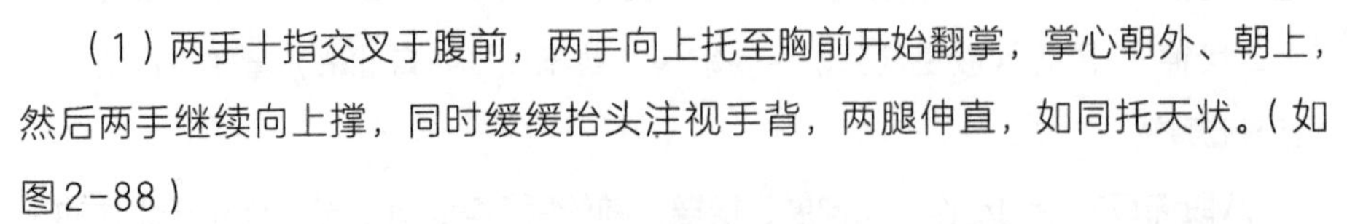

（1）两手十指交叉于腹前，两手向上托至胸前开始翻掌，掌心朝外、朝上，然后两手继续向上撑，同时缓缓抬头注视手背，两腿伸直，如同托天状。（如图2-88）

（2）两手继续向上撑，双臂充分伸展，稍停片刻，头还原，目视前方，然后两臂向两侧缓缓打开，至于肩平。两臂下落，同时屈膝，回到抱掌的姿势（如图2-89）。

（3）配合呼吸，上托时深吸气，下落时深呼气。重复练习数次（次数因人而异）。

（4）动作要领

① 两手向上托的时候要做到掌根向上，翻掌时掌根向上用力，使身体形成上下对拔拉伸的感觉，让腰背充分伸展。

② 配合呼吸，两手上托的时候配合吸气，两手下落的时候配合呼气。

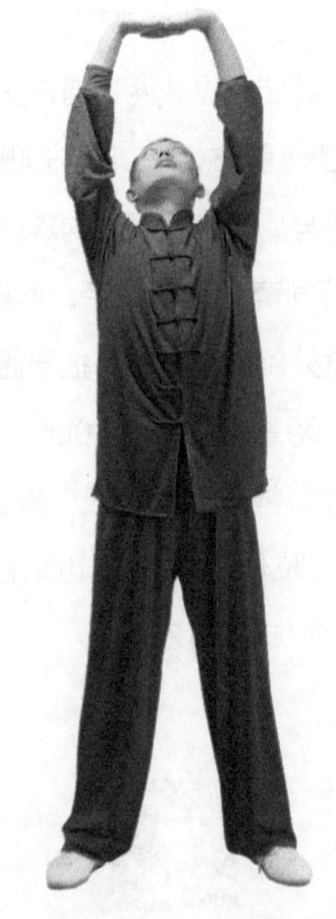

图2-88　两手掌心朝上向上撑，如托天状

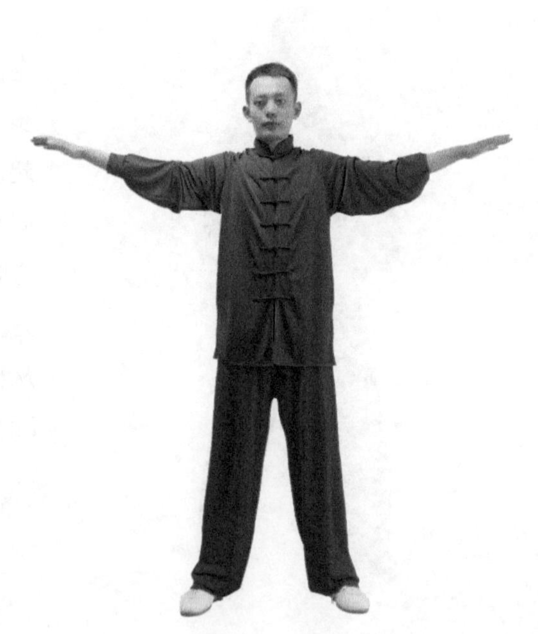

图2-89　收势

2. 左右开弓似射雕

见视频23。

（1）两手抱于腹前，两腿膝盖微曲，然后重心移到右脚，左脚向左开步，同时两手交叉状，两腿伸直，两手合于胸前。

（2）然后屈膝，马步下蹲，同时向左开弓，左手是八字掌，右手是虎爪劲，头向左转，目视左手食指，两臂与肩平，动作略停；重心向右，右手变掌画弧推出，左手变掌，然后左脚收回，两脚并拢，抱掌于腹前。（如图2-90、图2-91）

（3）重心移向左脚，右脚开步，同时两手交叉状，两腿伸直，两手合于胸前，然后屈膝，马步下蹲，同时向右拉弓射箭，右手变成八字掌，左手呈虎爪劲，然后头向右转，目视右手食指，两臂与肩平，稍停顿；左手变掌推出，右脚收回，抱掌于腹前。

（4）动作要领

① 注意八字掌和虎爪劲。

② 在做左右开弓似射雕动作的时候要撑平，用力要均匀，并尽量展臂扩胸，头项保持正直。

③ 马步下蹲时，要挺胸塌腰敛臀，两足跟外蹬，保持上体中正。

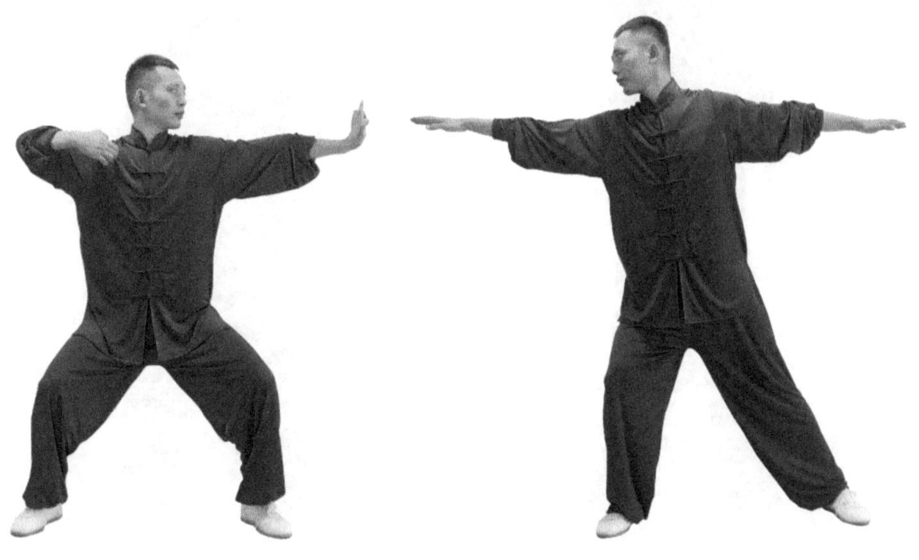

图2-90　向左开弓　　图2-91　收势

3. 调理脾胃须单举

见视频24。

（1）两手抱于腹前，两腿微曲，然后左手向上托起，掌心向上，上托至胸前两手同时翻掌；左手上托，右手下按，同时两腿逐渐伸直。左手充分上托至头顶，右手下按身体斜后方，两肩外展，目视前方，稍作停顿。（如图2-92）

（2）左手缓缓地下落，同时右手缓缓收回，两手抱于腹前。（如图2-93）

（3）右手向上托起，掌心向上，上托至胸前两手同时翻掌；右手上托，左手下按，同时两腿逐渐伸直。右手充分上托至头顶，左手下按身体斜后方，两肩外展，目视前方，稍作停顿。右手缓缓地下落，同时左手缓缓收回，呈抱掌的姿势。

（4）动作要领

肢体伸展宜柔、缓慢，两手上撑下按，腕关节尽量背伸，掌根自然发力，手臂伸直，挺胸直腰，脊柱呈牵拉之式。

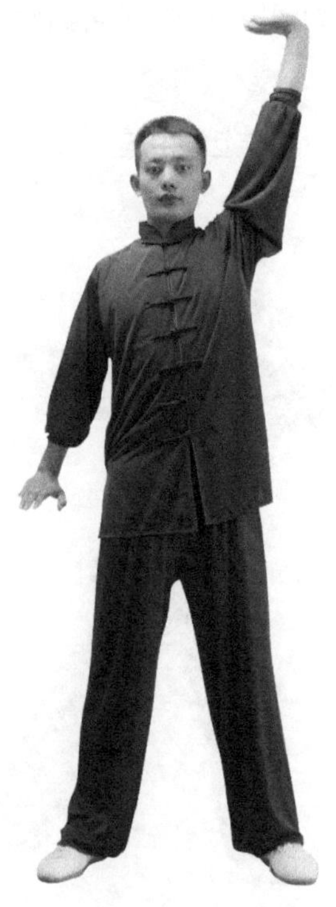

图2-92　一手上托，一手下按

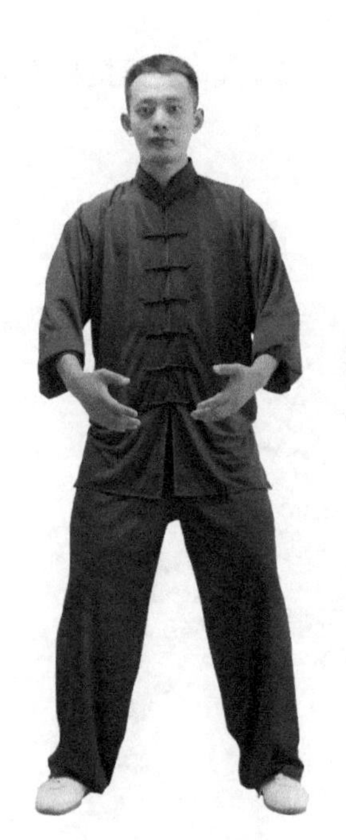

图2-93　收势

4. 五劳七伤往后瞧

见视频25。

（1）双手由腹前抱姿缓缓向下按，按于身体胯前的两侧，两腿微曲，手掌掌心向下，然后两腿伸直，两臂向身体外后方打开，同时伸直。

（2）大拇指向外旋，小指找大指，两臂外旋，头向左转，向左后，看左后方向，动作稍停顿。转正，目视前方，两臂转正还原下按。（如图2-94、图2-95）

（3）反方向再做一次，外旋，向右转头，稍作停顿，转正，手下按。

（4）动作要领

① 要旋臂，两臂外旋，此时人体会有非常明显的抻拉的感觉，然后再加上转头，稍作停顿，还原。

② 两手外旋以后，要展肩。

③ 头向左右转动的时候要水平地转动，眼睛平视，水平地转动，然后转正。

④ 头向后转动时吸气，还原时呼气。

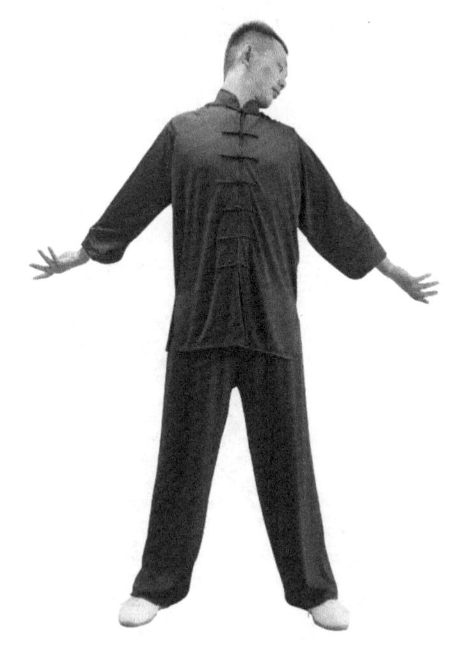

图2-94 **两臂外旋，向后看**

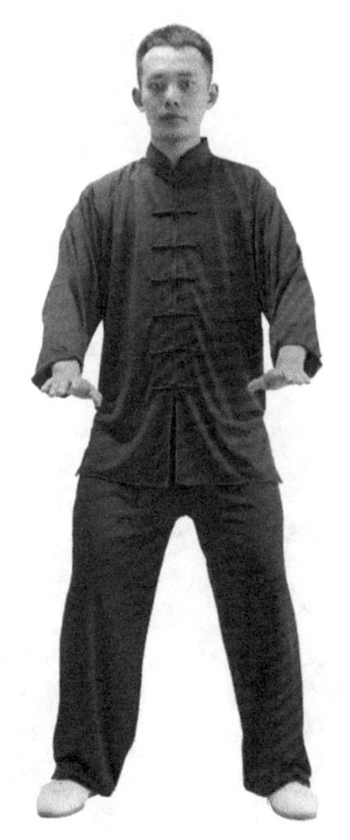

图2-95 **收势**

5. 摇头摆尾去心火

见视频26。

（1）两手向上托起，然后重心移至右脚，左脚向左侧打开一步，两足距离宽于肩，手继续翻掌向上，然后从身体两侧缓缓下落。同时两腿屈曲蹲成马步，两手轻轻抚按在大腿内侧，重心在身体正中位。（如图2-96）

（2）俯身，头和上体前俯，和地面接近平行，随即向左做弧形摇转，头与左膝、脚尖呈一直线，同时臀部向右相应摆动，右腿及右臂适当伸展，以辅助躯干的摇摆动作。（如图2-97）

（3）还原，头和上体前俯，向右做弧形摇转，动作与左侧摇转相同，唯方向相反。

（4）配合呼吸，头和上体做侧向摇转的同时吸气，复原时呼气。

（5）动作要领

① 两手不用力，轻轻地抚按在大腿内侧，上身保持正直，这样才能起到非常好的锻炼的作用。

② 在俯身的时候要找到一种感觉，头和上身与地面保持平行，身体不要拱起来，保持平直。上身构成一种向前、向后拉伸的状态，然后向左或右旋，摇头，还原。

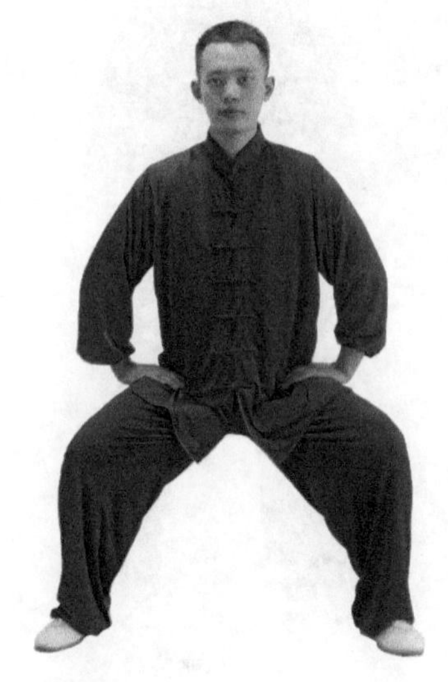

图2-96 马步

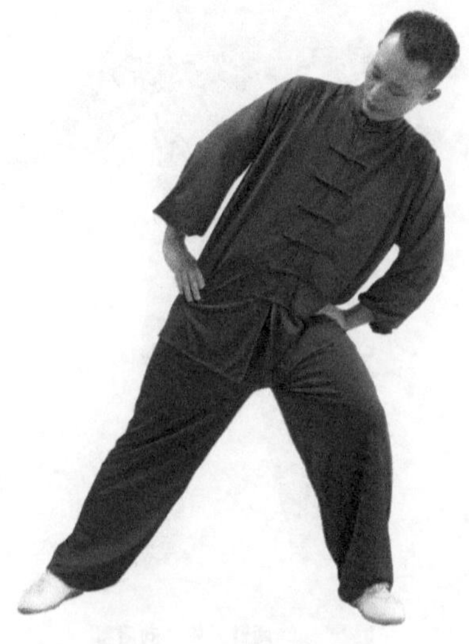

图2-97 摇头摆尾

6. 两手攀足固肾腰

见视频27。

（1）两手下按于胯前两侧，两膝微屈，转手指向前，然后手指向前伸，同时缓缓地起身，两臂伸直，两手尽量向上方伸展，尽量贴近耳朵。

（2）掌心相对，缓缓下按，当下按至胸前，两掌翻掌，从腋窝下穿于背后，沿着膀胱经向下摩运，一直到脚跟，再到脚尖。抬头，两臂向前抬起，尽量贴耳根，稍作停顿，体会这个动作给身体带来的拉伸。（如图2-98、图2-99）

（3）抬头，先不要急着起身，两臂向前抬起，尽量贴耳根，稍作停顿，体会这个动作给身体带来的拉伸。

（4）双臂一直到胳膊和身体在一个平面上时，缓缓地带动身体起来，再缓缓地下按，重复即可。

（5）动作要领

① 手在向下攀足的时候，两腿不要弯曲，此动作能牵拉到身体后面的足太阳膀胱经。

② 手在下按于腋窝前翻掌反穿的时候，从小指一侧开始穿。反穿以后，尽量往后背比较靠上的位置摸。

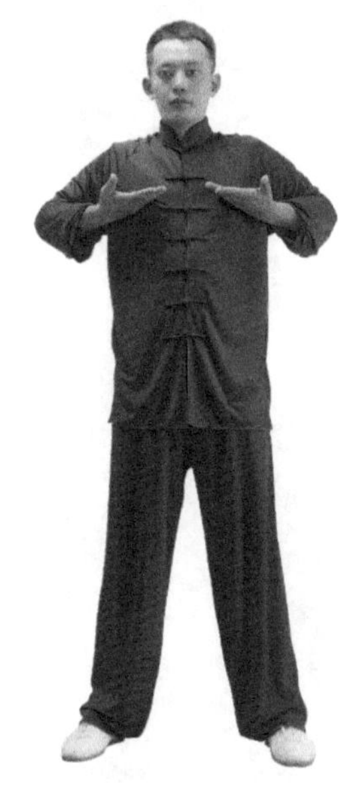

图2-98　双掌下按至胸前，翻掌

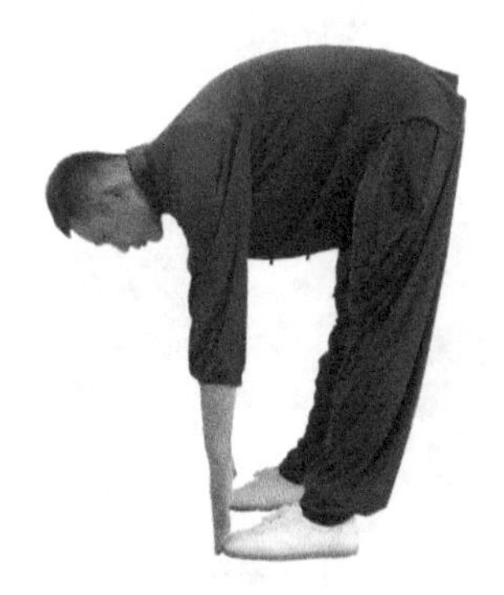

图2-99　两手攀至足尖

该动作可改善人体肾的功能，做6 ~ 10次，觉得腿部有一点发酸、发胀就可以停下来。

7. 攒拳怒目增气力

见视频28。

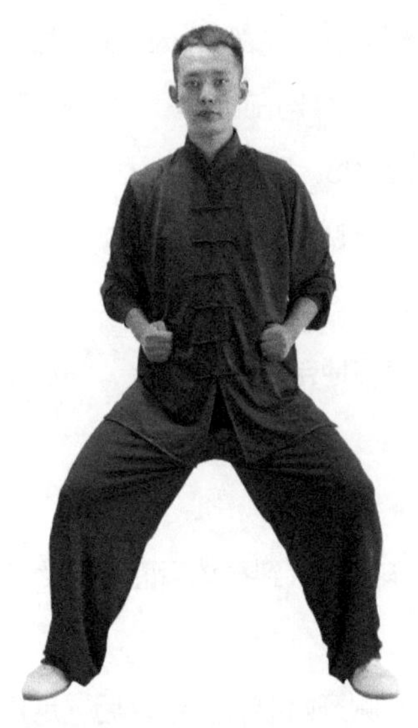

图2-100 **马步**

（1）两手向上伸至头顶，然后向身体两侧呈弧形缓缓地向下落至腰间，同时双手握拳，大拇指握在拳心内，中心移至右脚，左脚向左侧打开，足间距宽于肩距，下蹲成马步。（如图2-100）

（2）左拳向前用力缓慢冲出去，然后拳变掌打开，立掌，画弧（向上，向左，向下），拇指先内扣，其他四指从小指开始逐个弯曲握拳，后左拳收回。（如图2-101、图2-102）

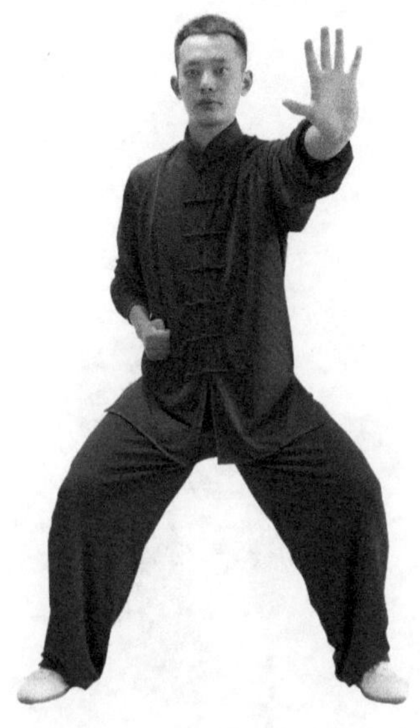

图2-101 **拳变掌**

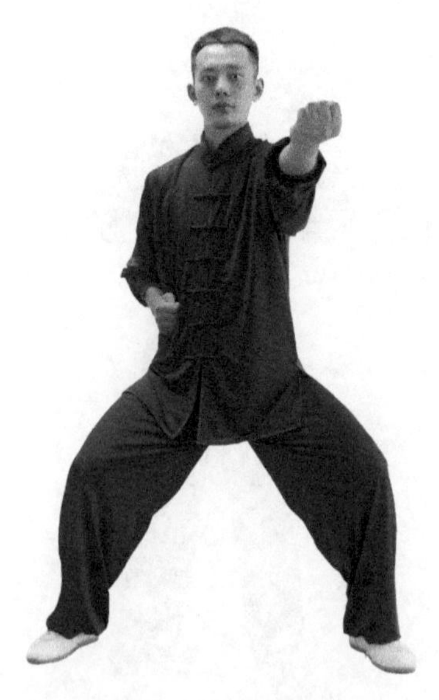

图2-102 **掌握拳**

（3）换右拳向前冲出，打开，立掌，画弧，握拳，收回。然后起身，左脚收回，两臂还原抱于体前。

（4）动作要领

① 拳的方法是，先将大拇指弯曲，然后再把其他四个手指弯曲，随即握固。

② 在冲拳的时候要找到一种感觉，要像有一股阻力阻挡拳向前冲出，但是出拳又用力地向前冲。

③ 在冲拳的时候，同时眼睛缓缓地睁大，有一种愤怒的感觉。练习该动作时，一左一右为一遍，感觉胳膊有一点酸胀即可。

8. 背后七颠百病消

见视频29。

（1）两脚收回并拢，双手变掌相叠，掌背置于背部腰眼穴，沉肩放松，身体非常笔直，挺拔。

（2）脚跟提起，身体自然下落，使身体有震颤感。（如图2-103）

（3）配合呼吸，脚跟提起时吸气，下落时呼气。

（4）动作结束后身体中正，自然站立。（如图2-104）

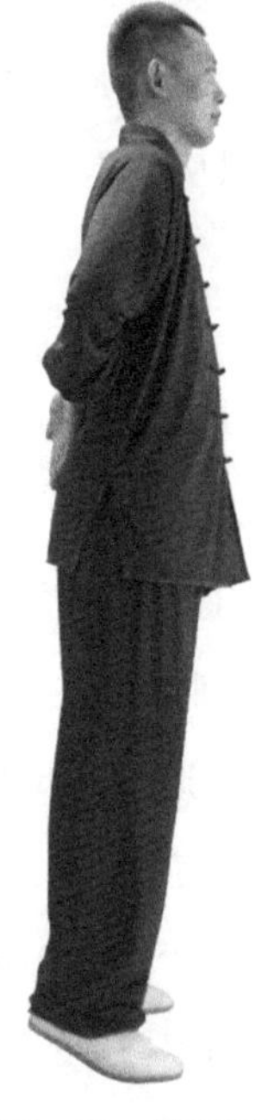

图2-103 **脚跟提起**

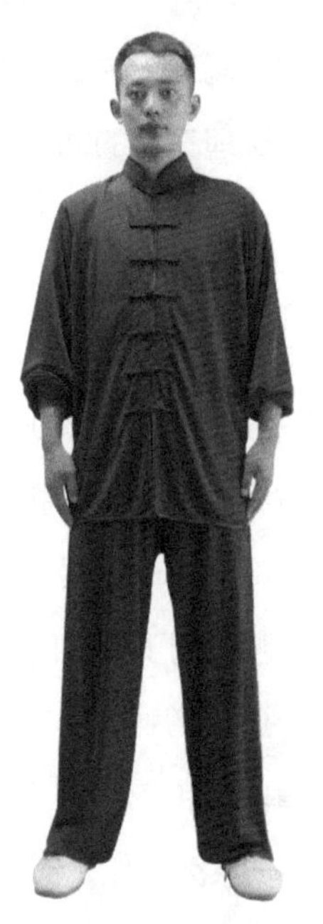

图2-104 **收势**

（5）动作要领

在脚跟上提的时候，脚尖向下踩，头向上提，形成对拔拉伸的姿态。下落时，身体完全放松，保持中正笔直。

三、八段锦的作用与涵义

1. 两手托天理三焦

两手托天理三焦，该动作是活动四肢和躯干的伸展运动，掌根上撑，足趾抓地，上下形成一种抻筋拔骨之力，其外形似伸懒腰，使颈部、腰背部和四肢筋骨得到充分的拔伸舒展，对于颈腰的退行性疾病有较好的防治作用，防治效果最为突出的是肩周炎；同时也能较好地锻炼体内的各个内脏器官，尤其是对心肺和脾胃的调理作用非常明显。两手上托时，配合吸气，使肢体充分伸展，增大了肋间肌、膈肌的运动幅度，也增大了胸腔和腹腔的容积，可达到升举气机、调理三焦的作用；两手分开从身体两侧徐徐落下时，配合呼气，有利于气机的下降。升降有度，从而使气机运动平衡。该动作对脊柱和腰背肌群亦有良好的调整作用，有助于改正我们两肩内收和圆背驼背等的不良姿势和习惯。从名称中可以看出，这个动作目的是调理人体三焦的，三焦其实对应了消渴（糖尿病）的上消、中消和下消。通过调理三焦的动作，让气血经络变得通畅，可以从整体上调节糖尿病患者的身体。

2. 左右开弓似射雕

左右开弓似射雕，该动作是以扩展胸部为主，作用于上焦。吸气时，双手似拉弓状，左右尽力拉开，使胸廓充分扩展，能够吸进更多的新鲜空气；双手向胸前合拢，挤压胸廓时，缓慢深呼气，帮助吐尽残余的浊气。锻炼时，两肺的舒张与收缩，对心脏起到了直接的按摩和挤压作用，加强了心肺功能。同时展肩、扩胸、马步下蹲等还可增强胸胁部、肩背部及腿部的肌肉力量，有助于保持人体的正确姿势，对肩内收和驼背等不良姿势起到预防和矫正的作用。该运动通过展肩、扩胸、拉伸等一系列动作，扩大胸腔，牵拉肺经、大肠经，对改善肺的功能起到一定的作用，还有散肺热的作用。对于口渴、呼吸功能减退的糖尿病患者特别适合。该动作可以一左一右为一次，做到上身觉得微微的发酸、发疼，微微出汗为宜，不宜过度。

3. 调理脾胃须单举

调理脾胃须单举，该动作主要作用于调理中焦，两手交替上举下按，上下对拔牵拉，能使肌肉、经络及内脏器官受到拔抻，尤其是肝胆脾胃受到牵拉后，能增强胃肠的蠕动和消化功能，长期坚持练习对胃肠疾病有防治作用。

4. 五劳七伤往后瞧

五劳七伤往后瞧，该动作能使整个脊柱尽量旋转扭曲，在增强颈项腰背部肌肉力量、改善脊椎活动功能的同时，还能消除大脑疲劳，增大眼球的活动范围，对眼部的肌肉力量有增强作用。可用于脊椎病、高血压、动脉粥样硬化等病症的防治。

5. 摇头摆尾去心火

摇头摆尾去心火，此动作是全身性动作，摇头、摆臀、拧转腰胯、牵动全身，对整个身体都有良好的锻炼作用。锻炼时可运动到颈腰椎关节，有助于任、督、冲三条经脉的经气运行；同时，可清心泻火、宁心安神。对颈椎、腰椎疾病及心火亢盛所致的心烦、失眠多梦等均有一定的防治作用。下肢弓步、马步的变化，能强健腰肾，增强下肢的肌肉力量，对腰膝痿软等疾患有较好的防治作用。

6. 两手攀足固肾腰

两手攀足固肾腰，该动作的练习重点是腰部，练习时腰部前俯后仰，能充分舒展腰腹部肌群；双手攀足，可以牵拉腿部后侧肌群。长期坚持练本节动作，可疏通带脉及任、督二脉，起到壮腰健肾、明目醒脑的作用，还能提高腰腿部的柔韧性，对腰肌劳损和坐骨神经痛等有较好的预防作用。（注：心脑血管患者，低头弯腰时不宜过低。）

7. 攒拳怒目增气力

攒拳怒目增气力，本动作的主要作用是泄疏肝气，使肝气条达、肝血充盈，使经脉得以濡养，强健筋骨。久练攒拳，可使气力倍增。

8. 背后七颠百病消

背后七颠百病消，本动作是全套动作的结束动作，通过连续对身体的抖动，使肌肉、脊柱关节及内脏得到放松，同时使浊气从脚底涌泉穴排出。所谓百病消，并非是指单做“背后七颠”这一节，而是指长时间坚持做整套八段锦的动作，能达到防病祛病、延年益寿的功效。

第三章 运动疗法与自我保健方法

第一节

五脏保健方法

五脏包括心、肺、脾、肝、肾。以五脏为中心的整体观，是中医藏象学说的主要特点。五脏的生理功能，各有专司，但又相互依存、相互协调、相互制约，是维持机体内外环境相对稳定的重要支撑。五脏充则津液气血盈，正气足则不易患病，已病亦易康复，所以五脏保健是养生保健的根本出发点，通过调养五脏的方式来调动全身的能量，使机体阴阳平衡、气血畅通。五脏保健具有多方面性，如饮食、情志、起居、环境、运动、针灸推拿、导引、药物。这些方面对于每一脏都是适用的，而本书当中，为结合中医基础知识，本节主要针对五脏各自的主要生理特点作保健方法介绍，尤以侧重导引养生。五脏保健的方法，异中有同，同中有异，因此，需互相参考及补充。（如图3-1）

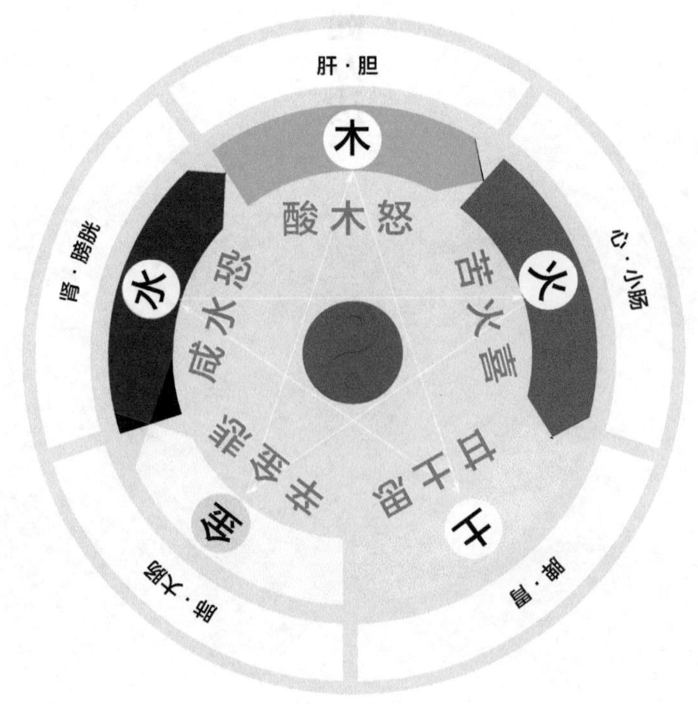

图3-1　五行与五脏

一、心之保健

“心居肺管之下，膈膜之上，附着脊之第五椎。”(《类经图翼·经络》)心位于胸腔偏左，膈膜之上，肺之下，圆而下尖，形如莲蕊，外有心包卫护。藏象学说中的心，在中医文献中，有血肉之心和神明之心的区别。血肉之心，即指实质性的心脏；神明之心指的是脑接受和反映外界事物，并进行意识、思维、情志等精神活动的功能。中医学把精神意识思维活动归属于心，故有神明之心的说法。心为神之居、血之主、脉之宗，为“君主之官”“五脏六腑之大主也”，故起着主宰生命活动的作用。

(一)饮食

(1)“心之合脉也……多食咸，则脉凝泣而变色。”(《黄帝内经·素问·五脏生成篇》)“味过于咸，大骨气劳，短肌，心气抑。”(《黄帝内经·素问·生气通天论》)由此可见，过食咸味会给心脏带来不好的影响。而心与苦味、赤色、热、火都有着内在联系，故炎热的夏季可多见面红耳赤，心烦，口舌生疮，此时应少食辛辣之品，中医认为苦味食物能泄、能燥、能坚阴，具有除湿和利尿的作用，所以适当进食苦味食物(如苦瓜、芹菜、莲心等)可以清泻心火。心火太旺易克制肺气(火克金)，且需要注意的是，中医谓苦寒伤胃，故脾胃虚弱不宜多食苦味。同时根据天人合一的五行养生观，食用如红枣、赤豆、樱桃、桂圆等红色食物可以补心，尤其酸枣仁为药为食，养心安神特别好。

(2)历代养生家都主张“渴而后饮”，因为一次进食大量的水，会迅速增加血容量，使心脏前负荷增加，生活中可采取少饮多次之法。其次，适量减肥。肥胖会加重心脏负担，控制体重的方法多种多样，可因人而异地选择，可进行运动锻炼，或者饮食减肥等。就饮食而言，应限制总热量的摄入和储存，尤其晚餐不过量，就餐时间宜稍早，对控制体重是有意义的，需要注意的是，要适当地控制饮食，并不建议节食或者断食等方法。

(二)情志

喜对应心，情志平和，则气血宣畅，神明健旺，思考敏捷。情志过激则致病，故“过喜”或“暴喜”会使心气消耗过度，甚而内伤脏腑，表现为注意力下降、头晕、心悸、入睡不深、时常惊醒，或可引起精神失常、突然晕倒。故生活中，应从容淡定，既不可漫不经心，又不必操之过急。

（三）起居环境

（1）卧具适当　一般而言，床头可以比床尾适当高一些，枕头的高低适度，对心脏血液回流有益处。而心脏功能较弱者，休息时采取半卧位，可减轻心脏的负担。

（2）作息良好　中医谓“心藏神”，心脏气血充盈，则神得以涵养，人就头脑清楚、神思敏捷、睡眠香甜；相对地，如果人记忆力下降、睡眠浅、易醒、多梦，不排除心气、心血不足的可能。午时11时至13时为心经循行，此时若能适量静心休息，有一个良好的睡眠，则有助于养心血、补心气，对于夜间难入睡的人来说亦可有改善。心为阳脏而主阳气，通应夏气，天人相应，对应到自然界中来，夏季以火热为主，即心阳在夏季最为旺盛，夏季养心最为适宜。

（3）环境和谐　人是在环境中生长的。一个人自从出生以后，就会受到遗传因素和环境因素的两种影响。环境因素是后天因素，有些可控制，有些则自己难以控制，不能够随心所欲。环境可以制约人的心理和行为，并对人的心理和行为产生一定的导向作用，所以良好的生活环境和工作环境对于人的心理健康是非常重要的。生活在社会当中，要有良好的自我意识，正确认识自己，正确对待别人，正确对待客观环境。古代思想家孟子曾说：“一人之身而百工之所为备。”人是社会的一员，不可能脱离社会而生活。因此。要热爱生活，同社会大环境和人际小环境都要保持亲密友好的关系，使人们的精神生活得到纠正、补充，以保持稳定的情绪。

（四）运动与导引

长期坚持运动，有利于人体骨骼、肌肉的生长，增强心肺功能，改善血液循环、呼吸、消化系统的功能状况，提高抗病能力，增强机体的适应能力。一般认为，导引、太极拳、传统健身方法、中慢速度的跑步、散步、体操、爬山、骑自行车、游泳等，都可用于心脏的保健锻炼，而具体运动项目及运动量，则要根据各自的实际情况而定，如中老年不宜进行过于激烈的竞技运动。运动锻炼应结合简单的按摩保健方法，例如可通过敲打心包经、按摩内关穴、拍两侧极泉穴来补益心气，推动心血的运行，使血脉通畅，心气充沛，神志安宁。

八段锦之“摇头摆尾去心火”可以去心火。易筋经之“韦驮献杵第一势”可以安神定志。五禽戏之猿戏，在中医五行中属火，对应脏腑为心脏，猿戏的动作中，猿提的动作，耸肩、收腹、提肛、缩脖、提踵时伴随着吸气，放松、下按与呼气相结合，在一紧一松中，对胸腔起到一定的挤压、按摩的作用，对心肺的收缩功能起到锻炼作用，有利于肺脏的呼吸和心脏的供血，使心脉通畅、气血运行顺达，具有养心血而去心火的双重调理作用，可有效改善胸闷、心悸、心慌等症状，同时对颈、肩部肌肉筋膜起到锻炼作用，可增强局部神经的灵敏度，有效缓解颈、肩部的疼痛，同时也增强了下肢力量及提高了平衡能力；而对应“心为君主之官”“心主神明”的功能，与现代医学的大脑相似，猿摘动作轻松灵动，上下肢动作协调，将功法锻炼与故事情节相结合，使脑海得以濡养，具有醒脑开窍之效，有效缓解精神压力，改善睡眠，改善全身血脉循行。详细动作在此不加以赘述。

（五）心之保健法

（1）随意而坐，转身向左，左肩向后移动，右肩肩膀向前使劲，好像顶住倒下来的大山似的；然后再转身向右，左肩膀同样向前使劲顶。（如图3-2、图3-3）

【作用】补心聪脑，畅达五脏六腑之枢机，可以祛下肢之寒气，除腰间之风冷。

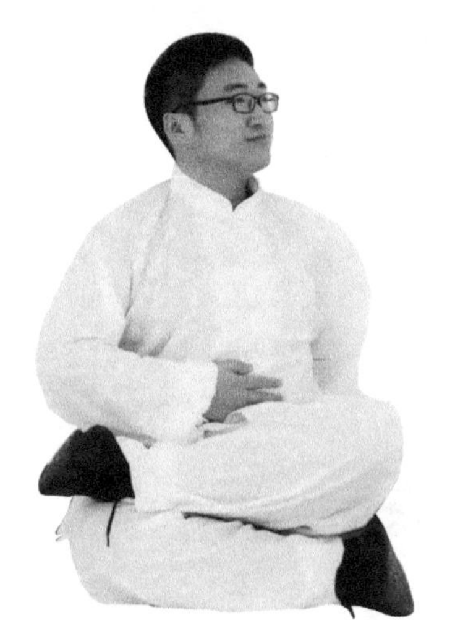

图3-2　**转身向左**

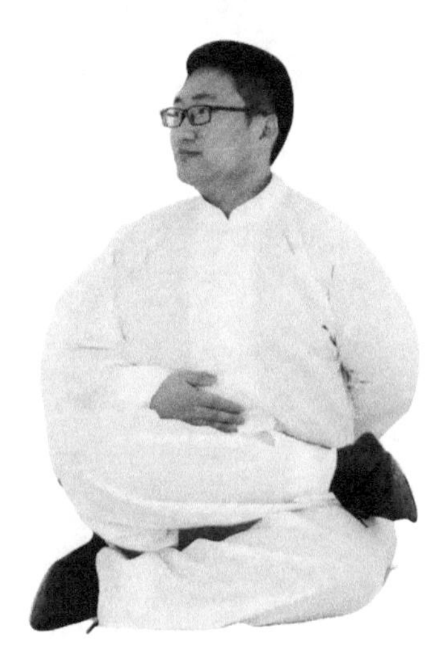

图3-3　**转身向右**

（2）随意而坐，左手按住大腿，右手掌心向上并使劲向上托举，好似托住大石块一样使劲；然后再用右手按住大腿，左手掌心朝上并向上托举。换手进行，左右两侧各做五次，向上托举时要屏住呼吸来进行。（如图3-4、图3-5）

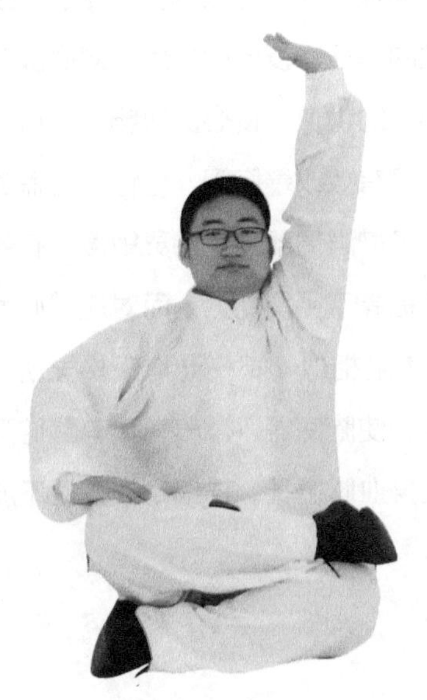

图3-4 **左手上托**

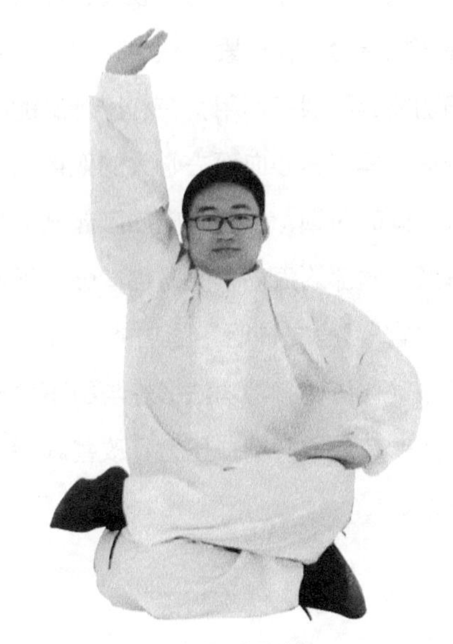

图3-5 **右手上托**

【作用】通畅血脉，调治心脏，祛两胁间风毒。

（3）平时站立或是坐姿的情况下，经常两手合掌，十指指尖朝前，两臂使劲向前伸直，两掌使劲相向合拢。（如图3-6）

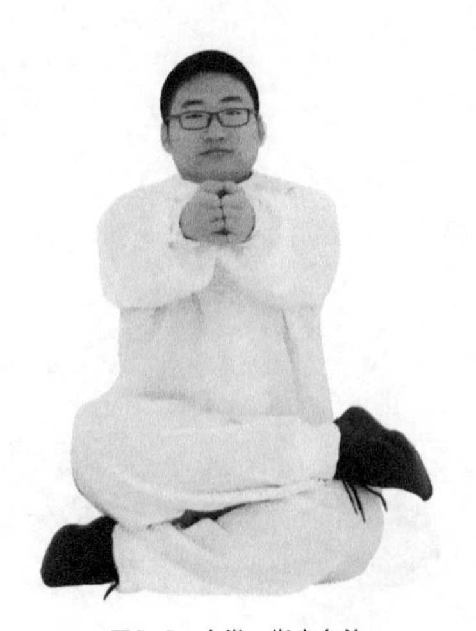

图3-6 **合掌，指尖向前**

【作用】缓解臂腕部的疼痛以及心脏不适，宣散关节之痹痛。

注：以上三势为补心之法，宜在夏天练习。

（六）药物

可内服中成药生脉饮、补心气口服液。辨证予安神定志丸、归脾汤、桂枝甘草龙骨牡蛎汤、黄连温胆汤等中药内服。

二、肝之保健

“肝居膈下上着脊之九椎下”(《医宗必读·改正内景脏腑图》)，肝位于腹部，横膈之下，右胁之内。肝主疏泄、肝藏血，肝脏调畅全身气机，是气机升降出入的枢纽，又是贮藏血液、调节血量的重要器官，从而被称为重要的“生命器官”。从现代医学方面考虑，肝脏是人体最大的消化腺，是人体新陈代谢的枢纽，有着排毒解毒，调节水液、平衡激素的作用。

（一）饮食

（1）肝与酸相对应，通过进食酸味食物可护肝补肝，例如阿胶、乌梅、醋、山楂等，玫瑰花、薄荷等具有芳香气味的食物亦可疏散肝郁，从而达到调理肝气的作用，肝气调达则气血津液运行通畅；“女子以肝为先天”，肝为血海，冲任二脉当中冲脉为血海，任脉主胞胎，冲任二脉与足厥阴肝经相通，而隶属于肝，而男子精室的开合有度均依靠肝的疏泄有度；此外，从颜色上来说，青色与肝相对应，青色食物例如芹菜、薄荷对肝脏亦有好处；通过“以形补形”，鸡肝、猪肝等均可补肝生血。需要注意的是，酸味太过，易造成肝旺而克制脾胃功能（木克土）。

（2）肝脏为重要的“解毒”器官，人体代谢需要肝脏的运作，过量饮酒会造成蛋白质及B族维生素缺乏，从而发生酒精中毒，损害肝脏，形成脂肪肝、肝硬化、急性酒精中毒，甚至会导致死亡。因此，日常生活中建议戒酒，或少量饮酒，以免损伤肝胆。

（二）情志

肝“喜调达而恶抑郁”，主疏泄，调畅全身气机，同时能协调脾升胃降，使中焦脾胃升降枢纽能够协调不紊，肝失调达致纳差，影响脾胃正常消化吸收；肝在志为怒，开窍于目，肝经从两肋经过，故发怒、抑郁会双眼发红，自觉两肋位置胀痛，此为肝气郁结或肝火旺盛，直接影响肝的疏泄功能所致。因此，要学会控制过极情绪，培养疏导不良情绪的能力，从而保持心情畅达平和。

（三）起居环境

肝为风木之脏，宛如春天的树木生长那样条达舒畅，充满生机。肝主升发是指肝具有升发生长，生机不息的特性，有启迪诸脏生长化育之功。天人相应，同气相求，其气通于春，春木内孕生升之机，故以春木升发之性而类肝，多穿戴绿色的衣服饰品，或多些接近绿色的东西，踏春等均能对应肝之属性。

（四）运动与导引

（1）在中医养生文化中，依据肝经循行，通过搓两肋，有助于宽胸理气，调理肝气；太冲穴为肝经原穴，通过按揉此穴，可泻肝火，调动肝经；肝胆相表里，通过拍打胆经，亦能清泻肝胆之火。此外，亦可配合简易的养肝保健法，取右侧卧，略抬高臀部，可以柔软之物垫于臀部，后缓慢以腹式呼吸，每次20 ~ 30min，每日2 ~ 3次，此法有利于肝脏休息，还可防治肝脏下垂。

（2）护肝运动的原则是动作舒展、流畅、缓慢，以符合肝气生发、畅达的特点。八段锦当中的“攒拳怒目增气力”以疏泄肝气，使肝气条达、肝血充盈，经脉得以濡养。易筋经当中的“摘星换斗势”以疏肝利胆。五禽戏之虎戏，在中医五行中属木，对应脏腑为肝脏，肝主藏血，在体合筋。虎戏的动作中，根据虎爪的手形变化，手由掌转换为虎爪状，再转换为握拳的过程，可以锻炼人体的经筋，并增强握力；在虎举式的动作中，双手在一紧一松、反复四次用力练习过程中，促进了气血运行，此时习练者多有手臂的烘热感，既促进了外周血液的循环，又增加了回心血量，保护心脏功能；肝宜疏散而不宜抑郁，所以虎举式中双手掌向上举起时尽量伸展，下落时自然放松，配合自身均匀深长的呼吸吐纳，达到调理肝气、疏肝解郁的作用；中医讲肝开窍于目，所以在习练过程中做到眼随手走，目睛转动，在虎扑式中，双目的自然平视与圆瞪相交替，既能使眼睛明润光亮，又能达到清肝明目之功；且虎戏与五季中的春季相对应，春季为万物生长的时候，习练中通过拉伸躯干、头颈、四肢，以达到伸筋拔骨之感，亦能锻炼筋骨经脉。带动整条脊柱的运动，在增强局部肌肉力量的同时，能够达到一定的预防疾病的作用，更能有效地缓解脊柱相关的疾患，尤其对颈椎病、腰椎退行性改变及胸椎小关节紊乱症等有良好的功能锻炼效果。整套虎戏的习练，自然放松，升降有度，一升一降中升清降浊，疏肝理气，调理三焦。详细动作在此不加以赘述。

（五）肝之保健法

（1）采用坐位，十指交叉，两掌相对，两手相向使劲（即“争力为之”），再把交叉的两手放到颈后，抬头，和手相向使劲。（如图3-7、图3-8）

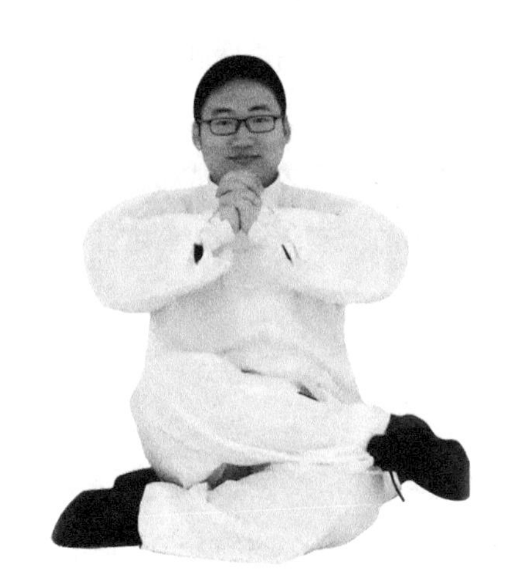

图3-7　**十指交叉，两掌相对**

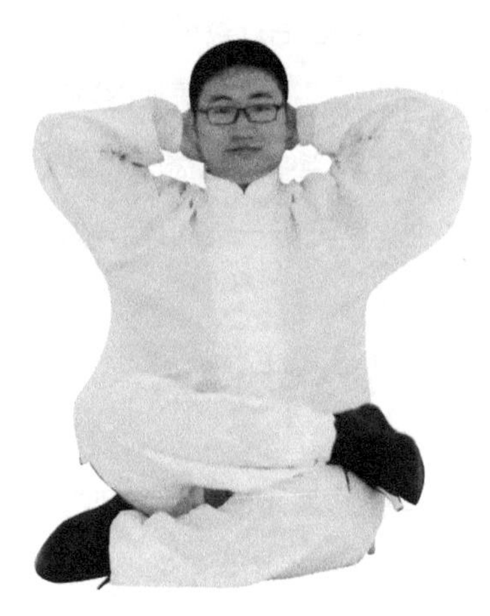

图3-8　**将手放到颈后**

【作用】既能补肝，又能祛肝火，并且可以缓解肩痛，改善颈部肌肉僵硬的状态，还可以有效预防中风，兼有明目的作用。

（2）采取坐姿，两手重叠，左手在下，右手在上，先安放在左腿上，极力伸直两臂并挺直后背及腰，再安放在右腿上，要点与前法相同。（如图3-9、图3-10）

【作用】补肝明目，祛腰间之风。

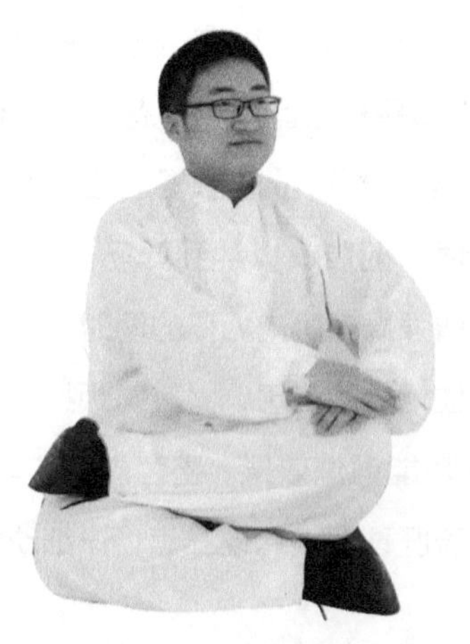

图3-9　两手重叠放至左腿

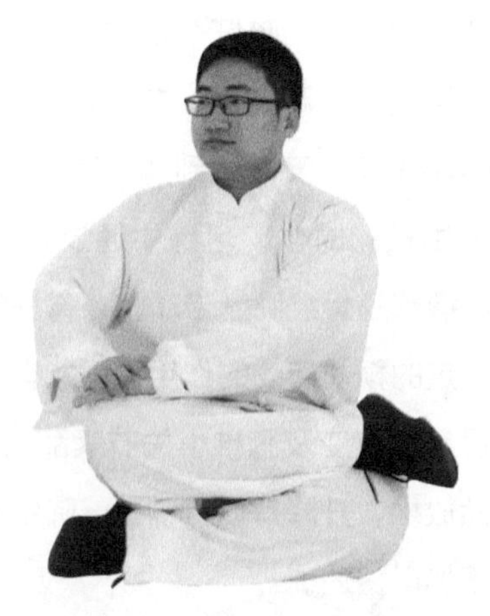

图3-10　两手重叠放至右腿

注：以上两势均为补肝之法，宜在春天练习。

（六）药物

（1）避免长期大量服用损害肝脏的药物，如阿托伐他汀钙片等，必要时定期复查肝功能，如因治疗需要，则应配合一些保肝药物及其他综合性保肝措施，以免损伤肝脏功能，需在专业医师指导下用药。

（2）中药当中枸杞益肝明目，天麻平肝阳功效最显。可内服中成药逍遥丸疏肝解郁养血。辨证可予柴胡疏肝散、龙胆泻肝汤、一贯煎、天麻钩藤饮等中药内服。

三、脾之保健

“脾与胃以膜相连”（《黄帝内经·素问·太阴阳明论》），脾位于腹腔上，膈膜下，于左季肋的深部，附胃的背侧左上方。脾为后天之本，主运化，生血统血。这足以说明脾胃的重要性，故调理中焦之脾胃，在养生和治病防病当中有着重要意义。

（一）饮食

脾胃互为表里，脾开窍于口，而胃经环唇而行，通过观察口唇的色泽，可以大概了解人体气血盛衰状况，若口唇色泽苍白或者暗淡无色，就表明脾气不足，制造出的气血不足，这个人多半是气血亏虚。脾胃系统的异常，常表现为消化不良、食欲不振、食后腹胀、恶心、呕吐、打嗝、烧心、腹泻便秘、胃肠溃疡等症状。脾对营养物质有消化、吸收和运输的功能，为人体的生命活动提供能源和动力。因此，饮食保健是其保健的重点。性甘的食物可以补养气血，调胃解毒，还具有一定的缓解痉挛作用，如桂圆肉、蜂蜜、红糖、米面食品等都是不错的选择。脾与黄色相对应，故可多吃黄色，有甘甜味的食品，如黄豆益气补脾，入脾经为土性，还有玉米、小米、番薯、南瓜等，需要注意的是，脾胃运化功能有限，若多食，亦会产生相反的效果，导致腹胀、腹泻等不适。

（二）情志

宋代陈无择把“思”作为七情之一，《黄帝内经》将“思”列为“五志”之一，认为脾是后天的根本，脾胃在中焦为气机之斡旋，可调衡情志活动，然而也是最易受情志所累的脏器之一，脾伤则气血生化乏源，脾在志为思，过思则使得脾的升降功能失常，脾气不升，为郁结，出现神疲乏力、头目眩晕、腹胀、不思饮食、消化不良、便溏等症状，进而聚湿生痰而生癫、痫、狂、痴呆、神昏、健忘、嗜睡或不寐等病。思虑劳神过度，常损伤心脾，还会出现心血不足，心神失养，例如失眠、心慌等。现时代在进步，大部分人来自工作、生活的压力明显增大，导致思虑过多，或饥饱不定时而损伤脾胃，故劳逸结合尤其重要，学会顺其自然，遇事莫强求。

（三）起居环境

根据天人合一的养生文化，中医认为黄色归属于脾土系统，穿黄色的衣服，居室采用黄色调，能一定程度上调养、补益脾胃之气。脾胃处于中焦，上下相通，脾升胃降，所以在常规进食前后，应避免饭后的平躺或倒立，建议间隔半小时以上，若平素有容易反酸、嗳气、呃逆症状，或既往有胃食管反流等疾病的患者，需间隔时间应更长。脾胃为后天之本，应适应自然变化，注意腹部保暖。

（四）运动与导引

（1）民间自古就有“每天按摩足三里，等于吃只老母鸡”的说法，足三里作为养生要穴，常按揉、拍打确实可以增强脾胃功能，得以补益气血。除此之外，可以尝试锻炼腹式呼吸、摩腹或者适当静蹲来动运中焦，促进中焦运化。

（2）八段锦的“调理脾胃须单举”可以健运脾胃。易筋经的“掌托天门势”通调三焦。五禽戏当中的熊戏，在中医五行中属土，对应脾脏。熊戏的动作中，练习熊运时，以腰、腹部为轴，先做顺时针转动，再做逆时针的转动，对脾经、胃经都起到很好的疏通调理的作用，可放松腰部，对防治劳损性腰部疾患具有一定效果；以腰腹部为轴，双“熊掌”在腹部均匀有力地画圈，由任脉关元穴起，经胃经的天枢穴、脾经的大横穴、再经任脉的中脘穴，最终回到关元穴，加强了腹内的气血运行，同时通过双“熊掌”在腹部、肋部的自我按摩，可以增强脾胃的消化助运功能，对于脾胃疾病，如消化不良、腹部胀气、纳差纳呆、便秘等都有很好的治疗效果；熊晃练习过程中，两臂撑圆左右迈步，带动身体左右摇晃，既带动了两肋运动，又促进了脾胃运转化物的作用，具有疏肝理气健脾之效，同时可以增强髋关节的肌肉力量，并提高人体的平衡能力。详细动作在此不加以赘述。

（五）脾之保健法

（1）采用坐姿或是站姿，闭口，两手先向左使劲拉开，左手呈剑指状，右手握拳，好比拉弓射雕之状，然后两手再向右使劲拉开，无下肢动作（要区别于八段锦当中的“左右开弓似射雕”）。（如图3-11、图3-12）

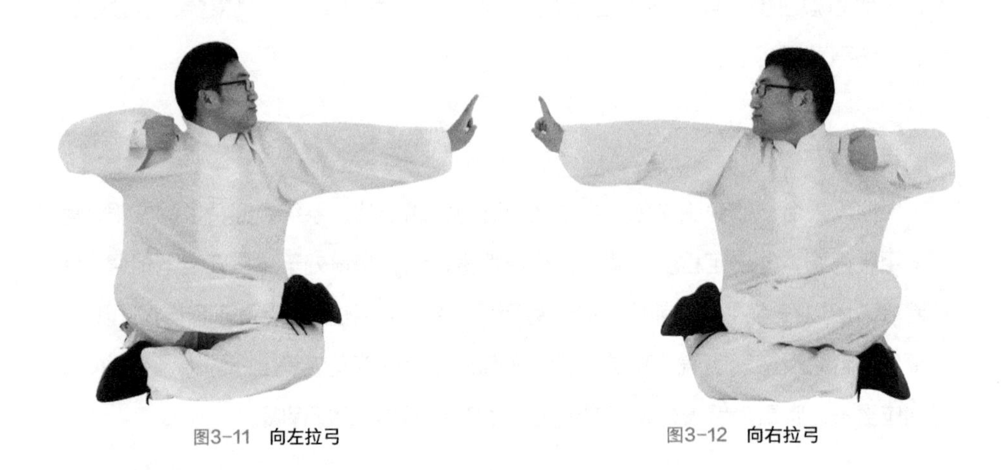

图3-11　向左拉弓　　图3-12　向右拉弓

【作用】消散胸胁和胸膈积聚风气，减轻脾脏诸疾对身体的损坏。

注：以上一势为补脾之法，宜在春末一个月练习。

（2）采取坐位，向前伸直手臂，舒展手指，手背朝下，手指屈曲舒展呈现反钩状进行三次，然后手背朝上，手指屈曲舒展呈现反钩状进行三次。（如图3-13、

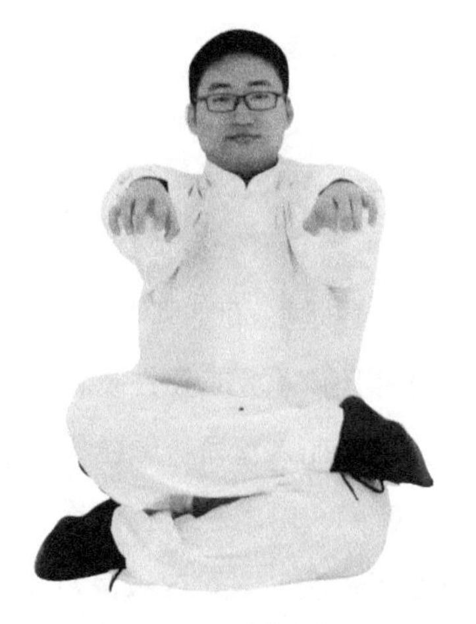
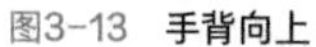
图3-13 手背向上

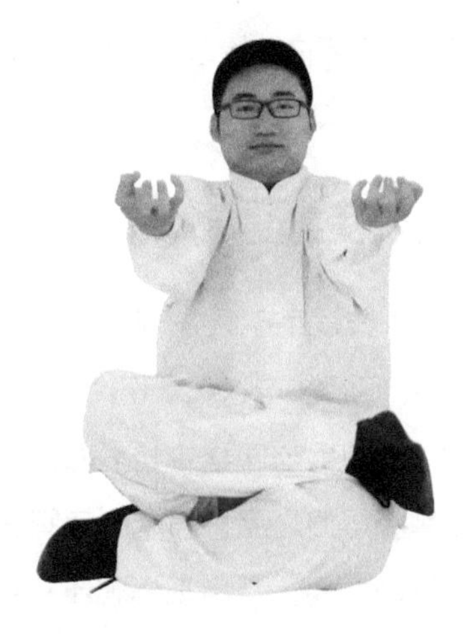
图3-14 手背向下

图3-14）

【作用】消散手指关节痹风，通畅上焦、中焦气机，升发脾气。

注：以上一势补脾之法，宜在农历六月十四日后的十几天进行练习。

（3）屏住呼吸，十指交叉，放在头上，头使劲向上顶，双手使劲向下按，头手相向发力。

【作用】补脾开胃，治疗脾脏与四肢之疾患，祛除胁下积滞以及风气膈气。（如图3-15）

注：以上一势补脾之法，宜在农历九月十二日后的几天进行练习。

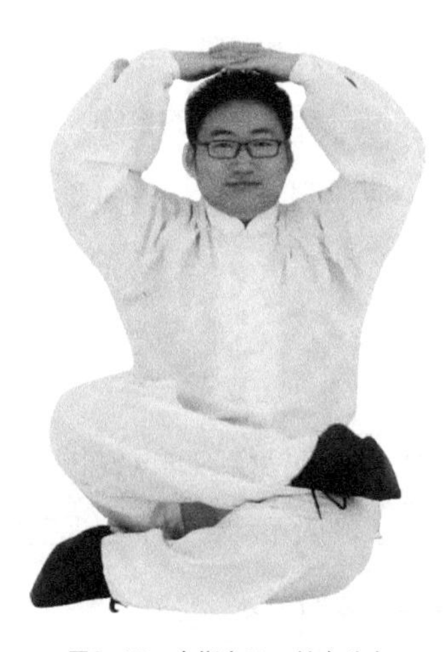
图3-15 十指交叉，放在头上

（4）两手向上抬起，手心朝前，同时向上使劲耸肩三遍。

注：以上一势补脾之法，宜在冬末进行练习。

（六）药物

（1）在诊疗方案中，药物会或多或少地对脾胃造成损害，例如阿司匹林、水杨酸制剂、吲哚美辛、激素等，所以必要时适当同服护胃药，预防应激性溃疡。

（2）脾胃与四季中长夏对应，处方遣药时，常常加入藿香、佩兰等芳香化浊、醒脾燥湿之品，临床治疗脾虚多选用党参、黄芪、白术、扁豆、大枣、饴糖等甘味之品。当出现消化不良或急性腹泻呕吐等情况时，可内服保和丸、藿香正气水等中成药。辨证予黄芪建中汤、四君子汤、平胃散、补中益气汤等中药内服。

四、肺之保健

肺，位居胸中，左右各一，呈分叶状，质疏松。与心同居膈上，上连气管，通窍于鼻，与自然界之气直接相通。肺在五脏中位居最高，有着保护脏腑、抵御外邪、统领一身之气的作用。

（一）饮食

肺对应白色，白色的银耳、百合、梨都是家喻户晓的养肺阴之佳品。一定要合理调摄，切不可贪凉饮冷。中医认为辛入肺，辛味食物有发汗、理气之功效，常见的辣椒、胡椒、葱、蒜、姜均是以辛味为主的食物，可预防风寒感冒。但需要注意的是，过于辛散的食物或者长期喜食味辛的食物，不太适宜体质过虚或患有痔疮、便秘者。

（二）情志

肺脏与“悲”对应，愁忧、悲伤持续的时间过长，会导致肺气闭塞，阻滞人体气机的运行，出现胸闷、气短、呼吸不利，进而出现喘促咳嗽。因此，应该保持乐观平和的心态，避免不必要的悲伤情绪。

（三）起居环境

（1）肺在外合皮毛，主腠理开合，性喜清润，与秋季气候清肃、空气明润相通应。寒冷的秋冬季节或气温突变时，易感受风邪、燥邪，出现干咳、皮肤和口鼻干燥、恶寒发热、头项强痛等症状，初在表，后会入里化热，或由营卫入血分。因此，需适应自然，避受风寒，注意防寒保暖，同时注重滋润。

（2）要积极预防和控制空气污染。首先，应戒烟，也避免主动吸入空气中的杂质或有毒气体，可以多去绿色植物多的地方呼吸新鲜空气。其次，加强个人预防措施，如防尘器、防尘口罩、通风设备的使用，通过搞好环境卫生，对灰尘多的环境进行“净化”处理，改善居住环境、生活环境、社会大环境。

（四）运动与导引

（1）通过训练腹式呼吸以代替胸式呼吸并形成习惯，可增强膈肌、腹肌活动，从而加深呼吸幅度，使通气量增大，残气量减少，从而起到改善肺功能的作用。

（2）肺开窍于鼻，所以在感受外邪之后，会出现一系列肺系疾病，常见鼻塞、流涕等症状。而在人体经络穴位中，按揉迎香穴、搓鼻翼都能有效地宣通鼻窍，是治疗鼻炎简易方法；肺主气，司呼吸，调理肺之气机，可点揉气会之膻中穴。

（3）八段锦的“两手托天理三焦”可以宣降肺肾之气。“左右开弓似射雕”以扩胸牵拉肺经、大肠经。易筋经的“出爪亮翅势”可调畅气机，又能培补肾气及肺气，促进气血的运行。“横胆降魔杵势”有宽胸理气、疏通经络、平衡阴阳的作用，能增强心肺功能。五禽戏的鸟戏，在中医五行中属金，对应肺脏。鸟戏的动作中，鸟伸式练习时，双臂上提吸气、下按呼气、后摆吸气、收回呼气，动作的升降起伏配合呼吸吐纳，既锻炼了深长匀细的呼吸，增加了肺活量、人体血氧交换，又提高了心肺的功能，同时又牵拉了肺经，既疏通肺经的经气，又增强了肺脏的功能，使腠理开阖有度，有效缓解肺系疾患的同时，也对皮肤有润泽之效；鸟伸式中，腿向后伸直抬起，变为鸟伸态，既加强了腿部气血循环，又疏通了胸背部气血经络，增强了整体的抗病能力，亦可以有效地锻炼人体平衡性；鸟飞式时，双臂上下开合摆动，加之配合呼吸吐纳，可以调理三焦气机，而对胸腔的挤压，也起到了按摩心、肺的作用，以及对心肺保健的双向调节作用，还有缓解压力、凝心静气的效果。详细动作在此不加以赘述。

（五）肺之保健法

（1）十指交叉，从后抱住头项部，使头部缓慢地向四周旋转，头部一边旋转一边做俯仰动作。（如图3-16）

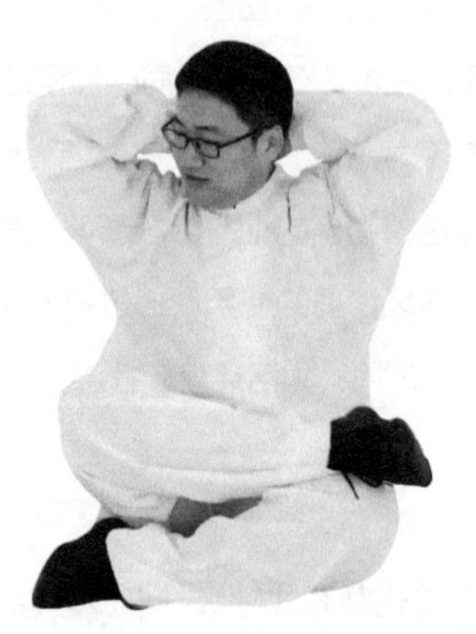

图3-16　十指交叉，从后抱住头项部

【作用】消除胸胁以及肩背的风气，减轻肺脏诸疾给身体造成的不适，宣通项部经脉。

（2）十指交叉放在头上，头部朝左朝右各旋转十遍。

【作用】祛关节风气，治疗肺脏诸疾。

（3）两手握拳，敲击脚心十多遍，叩齿三十六次，在整个过程当中要屏住呼吸。

【作用】开胸膈，祛胁中气。

注：以上三势均为补肺之法，宜在秋天进行练习。

（六）药物

慢性咽炎人群可服用以莲子、川贝母为主要成分的咽爽含片。可内服的中成药有宣肺止嗽合剂、咽痒咳合剂等。辨证予大补肺汤、桑菊饮、清金化痰汤、沙参冬汤、定喘汤等中药内服。

五、肾之保健

“肾两枚，附脊第十四椎”（《类证治裁·卷之首》），肾位于腰部脊柱两侧，左右各一，右微下，左微上，外形椭圆弯曲，状如豇豆。肾为藏精之所，主骨生髓，主水液，主纳气，为人体脏腑阴阳之本，又称肾为“先天之本”。

（一）饮食

黑色、咸味均与肾相关，归属于肾水系统。咸味食物有泻下、软坚、散结和补益阴血的作用，如海蜇、盐、海带、紫菜、海参、海虾等；黑豆治消胀，下气，性寒，入肾经，同色之黑芝麻、乌鸡都是补肾佳品；“以形补形”之猪腰、羊腰都是补肾良品。

（二）情志

“在脏为肾……在志为恐”（《黄帝内经·素问·阴阳应象大论》），是肾精、肾气对外在环境的应答。过度恐惧、害怕的情志活动可导致“恐伤肾”“恐则气下”，出现二便失禁、遗精、滑精等症状。所以，独立勇敢，面对恐惧，战胜恐惧对肾脏也是一种保护。

（三）起居环境

（1）肾藏精，主命门之火，主生殖和生长发育，为“先天之本”，狭义之精是禀受于父母而贮藏于肾的具生殖繁衍作用的精微物质，又称生殖之精。自古就有“强力入房则伤肾”之说，所谓伤肾实由失精过多引起，因此，节欲保精，是强肾的重要方法之一。

（2）“腰者，肾之府。”（《黄帝内经·素问·脉要精微论》）现代女性，为了美观，常穿着露脐露腰的衣服，故而腰腹部易受风受寒，实则为伤肾，年轻女性可出现痛经，腰腹不温，随着年龄增大，肾阴阳两虚，致腰膝酸软、耳鸣、小便清长等。因此，注重对腰部的保暖尤为重要。

（四）运动与导引

（1）适当反复地转动腰部，在传统养生里面叫“晃龙”，结合主动前俯、后仰、左右侧弯、左右扭转，对腰部均有自我按摩的效果，但应控制在生理活动度内，不必强求。

（2）腹压按摩肾脏。取坐位平静状态下，吸气后憋气3～5秒，同时收腹以增加腹压，后呼气放松，10次为一组后，休息3min，进行2组。如此反复有节奏地进行锻炼，利用腹压的升高和降低来按摩肾脏，有补肾固精、通经活血之效。

（3）马步或者站桩都讲究“松腰”，使腰部放松，力向下走，通过松腰来调养肾气。腰上有肾俞、命门等要穴，通过经常摩擦，适量拍打，或艾灸、腰部热敷，使腰部有温热感，腰部肌肉得到松弛，温养肾脏。

（4）八段锦的“两手攀足固肾腰”可疏通带脉及任、督二脉，起到壮腰健肾、明目醒脑的作用。“背后七颠百病消”为八段锦结束动作，通过连续对身体的抖动，使肌肉、脊柱关节及内脏得到放松，同时使浊气从脚底涌泉穴排出。易筋经的“三盘落地势”增强腰腹部及下肢力量，以强腰固肾。“卧虎扑食势”可以强腰壮肾、舒筋健骨。五禽戏的猿戏，在中医五行中属火，对应心脏。猿戏的动作中，猿提的动作，耸肩、收腹、提肛、缩脖、提踵时伴随着吸气，放松、下按与呼气相结合，在一紧一松中，对心脏起到了很好的按摩作用，可以使心脉通畅、气血运行顺达，具有养心血而去心火的双重调理作用，同时对颈、肩部肌肉筋膜起到了锻炼作用，增强局部神经的灵敏度，能有效缓解颈、肩部的疼痛，也可增强下肢力量及提高平衡能力；而“心为君主之官”“主神明”，与现代医学的大脑相似，猿摘动作轻松灵动，模仿猿的轻松灵动，将功法锻炼与故事情节相结合，在改善全身血脉循行的同时，也使脑海得以濡养，具有醒脑开窍、缓解精神压力、改善睡眠的作用。详细动作在此不加以赘述。

（五）肾之保健法

（1）十指交叉，左右脚交替踏在相叉的两手内侧上面。

【作用】祛腰脚挛急，缓解肾气诸疾对身体造成的不适，祛除冷痹、脚手风毒气以及膝中冷痛等疾病。

（2）随意而坐，用左右手交替扣扳两脚十趾。

【作用】治疗脚痹，祛肾间诸风气、肾脏诸毒气，改善走起路来脚痛不安的情况。

（3）先单盘（左腿在上，右腿在下）盘坐于地上或是蒲团上，然后向前伸直左腿，右腿依然保持屈曲状态，左手从膝下向上托住膝盖，并缓缓使膝关节屈曲反

折，右手手掌扶于头顶，呈抱头式。（如图3-17）

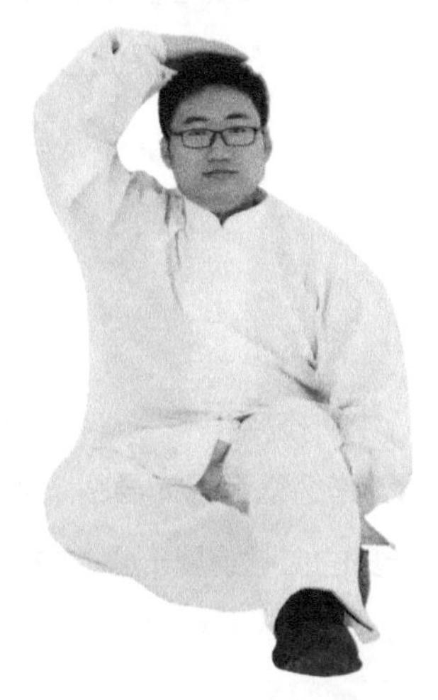

图3-17　一手托膝，一手抱头

【作用】宣通血脉，祛骨节间风毒之气，治疗膀胱、肾脏等病。

注：以上三势为补肾之法，宜在冬天进行练习。

（六）药物

（1）慎用损害肾脏的药物，非用不可时，应短期少量使用或适当配伍，建议在专业医师指导下用药，并定期复查肾功能。

（2）单味药如鹿茸、巴戟天、肉苁蓉、熟地黄等。中成药可内服的有六味地黄丸、知柏地黄丸、滋肾丸等。可辨证予大补肾汤、八正散、济生肾气丸、金锁固精丸等。

第二节 五体保健方法

五体指的是肢体的筋、脉、肉、皮、骨等。五行理论中，五体与心、肝、脾、肺、肾五脏有着相对应的关系，称为“五脏所主”。“肝合筋，心合脉，肺合皮，脾合肉，肾合骨也。”（《灵枢·五色》）其意义是使内在五脏于外在形体有所表现，例如肺合皮，中医学中的肺脏疾病可在皮肤上有所表现，比如皮肤干燥、瘙痒，同样，皮肤上的一些异常表现也提示肺脏可能出现了疾病。本节介绍五体的保健方法，其实也是介绍内在五脏的保健方法，虽有部分重复，但两者侧重点有所不同。

一、脉之保健

脉，又称为经脉和血脉。在临床应用当中，经脉与血脉的内涵有了界定：经脉，一般指经络系统中的经脉，是经络运行的通路；血脉，专指血管，是血液运行的通道，即“脉为血之府”，全身的血脉统属于心，由心主司，故心在体合脉。

（一）经脉的保健

（1）经络是运行气血、联系脏腑和体表及全身各部的通道，而当经络不通，或虚、或实、或寒、或热、或痰、或淤所致时，可通过针灸、推拿作用于经络，使机体阴阳平调。针灸推拿常规选穴有血海、三阴交、地机、关元、中脘等，通过相应的补泻手法辅助，故有针灸“欲以微针通其经脉，调其血气，营其逆顺出入之会，令可传于后世”之说。推拿手法可采用拿法、搓法、㨰法、循经点穴等，更容易使局部皮肤温热以达到活气血的作用。

（2）导引养生当中，八段锦之“双手托天理三焦”，通过两手向上托，做到掌根向上，翻掌，掌根向上用力，使身体形成上下对拔拉伸的感觉，让腰背充分伸展，配合呼吸，把动作和呼吸相配合，牵拉三焦经、心包经，促进全身气血循环，改善各种慢性病症状。“背后七颠百病消”，通过脚跟上提，脚尖下踩，头向上提，两者形成对拔拉伸的姿态，使身体完全放松，保持中正笔直，以利用颤足使得脊柱得以轻微的伸展和抖动，祛邪扶正，接通任督二脉，贯通气血，消除百病。

（二）血脉的保健

脉是相对密闭的管道系统，它遍布全身，无处不到，环周不休，外合肌肤皮毛，内合脏腑体腔，因而形成一个沟通内外上下的网络，故具有运行气血、传递信息的生理功能。“心主血脉”“心主阳气”，而“气为血之帅，血为气之母”，气血不和，百病乃变化而生。调补气血，对血脉的保健尤其重要。

（1）饮食起居

① 少气懒言、肢体疲倦乏力、易出汗、头晕心悸、面色萎黄、脱肛、子宫下垂、舌淡而胖、舌边有齿痕、脉弱等，多为气虚，应适当多食牛肉、鸡肉、猪肉、大枣、鲫鱼、鲤鱼、黄鳝等，可经常交替选服，相应膳食如怀山百合莲子汤、参药煨乳鸽、五香牛肉、花生米大枣烧猪蹄。常见补气的药物可选用人参、黄芪、党参等。大便干燥，妇女经水愆期、量少色淡，舌质淡、苔滑少津，脉细弱等，多为血虚，可选用当归、阿胶、熟地、桑葚等。相应膳食如当归熟地乌骨鸡、怀山牛腩煲、怀菊带鱼。胁肋或少腹胀痛、脘腹胀痛、痛有定处、大便秘结等，多为气滞血瘀，可选用木香、香附、川芎、芍药等。另外，日常饮食要学会细嚼慢咽，食物进入胃里后越细碎，越容易被吸收，越容易经脾胃运化转为气血。若狼吞虎咽，会增加脾胃负担，损耗气血。因此养成慢食的习惯，也是有益于补气血的。

② 因为“肝开窍于目”而“肝受血而能视”，所以久视伤血。故工作生活中，长时间用眼则损肝，所以做一段时间的工作后，应远眺，闭眼休息，转动眼球等。

③ 现生活、工作压力普遍较以前增大，人们容易浮躁，而导致情绪不稳定，影响周身气血运行，要学会调整心态，适应社会，勿大喜、大悲、大怒、大恐、大思，保持情志平和，则气血和畅，阴阳平和。

（2）运动与导引

长期坚持运动，有利于改善血液循环，增强免疫力。八段锦中“两手托天理三焦”，通过两手向上托，做到掌根向上，并用力，使身体形成上下对拔拉伸的感觉，让腰背充分伸展，配合呼吸，使三焦经、心包经得以牵拉，以促进全身气血循环，改善各种慢性病症状。易筋经之“掉尾摇头势”，作为结束动作，能通调十二经脉、奇经八脉，舒通气血，使全身舒适、轻松。五禽戏之猿戏，在中医五行中属火，对应心脏，猿戏的动作中，猿提的动作，耸肩、收腹、提肛、缩脖、提踵时伴随着吸气，放松、下按与呼气相结合，在一紧一松中，对胸腔起到一定的挤压、按摩的作用，使心脉通畅、气血运行顺达，具有养心血而去心火的双重调理作用，有效改善胸闷、心悸、心慌等症状，同时对颈、肩部肌肉筋膜起到了锻炼作用，而对应“心为君主之官”“心主神明”的功能，猿摘动作轻松灵动，上下肢动作协调，将功法锻炼与故事情节相结合，使脑海得以濡养，具有醒脑开窍之效，可有效缓解精神压力，改善睡眠，改善全身血脉循行。

二、筋之保健

筋，即筋膜、肌腱，附着于骨而聚于关节，是联结关节、肌肉，主司运动的组织。筋膜与肢体关节运动的能量来源，全赖于肝的藏血充足和调节血量功能的正常。筋的疾病多见于外邪侵袭人体，使经络闭阻，气血不畅，引起肌肉、筋骨、关节等酸痛、麻木、重着、伸屈不利的“痹证”，肝风内动，筋脉失养致头部或肢体摇动颤抖，不能自制之“颤证”，由于外感内伤，使经脉失养致项背强急、四肢抽搐，甚则角弓反张之“痉证”等。

（一）饮食起居

（1）根据中医“以脏养脏”的理论，可以通过适当进食牛筋或猪蹄以养筋。由于酸入肝，故通过多食酸味的药食养肝以养筋，例如乌梅、醋、枸杞、木瓜等。日常尽量避受外邪。需要注意的是，痉证患者多属于急重症，发病时应尽量少搬动患者，避免强行按压和捆绑，防止骨折，应让患者保持头侧偏，条件允许下摘除患者假牙或清除口腔分泌物，以保持呼吸道通畅，并及时送至医院。

（2）“久行伤筋”指过度的行走疲劳，会损伤筋膜组织。适当走动或跑动，有利于气血运行，气机畅达，活动关节，有利于肝血对筋的滋养，但肝血的滋养有限，长时间行走超过一定负荷，或短距离奔走、奔跑用力过猛的状态下，均会使筋肉长期处于紧张状态，致使肢体，特别是下肢软组织受伤或劳损，导致运动障碍，进而影响健康。因此，日常运动强度不可勉强，以全身关节、筋骨得以适度运动为宜，或宜将不同运动方式交替进行。

（3）对于久行的疲劳，可以进行自我按摩、针刺、推拿、艾灸。按摩手法一般以按揉、拿法为主，针刺及推拿主要以酸痛点为主要穴位，辅以足三里、承山、委中、承筋等穴。艾灸肌肉酸痛部位，10 ~ 15min，皮肤潮红即可。泡脚亦是消除下肢疲劳的好办法。

（4）筋的情志保健，多以肝在志为怒而论，发怒容易导致肝脏气机不调，从而使肝血无法滋养筋脉，血不养筋，则可见肢体屈伸不利，甚则拘挛震颤，发而为病；甚则出现脑出血等疾病。故情志的调节亦需要重视，保持心境开阔，心态平和。

（二）运动与导引

八段锦中“攒拳怒目增气力”，在冲拳的时候要有一股阻力阻挡拳向前冲出的感觉，同时眼睛缓缓地睁大，产生愤怒之意，可泄疏肝气，使肝气条达、肝血充盈，经脉得以濡养，强健筋骨；久练攒拳，亦使筋凸显，可使气力倍增。“两手托天理三焦”，通过两手向上托使身体形成上下对拔拉伸的感觉，让腰背充分伸展。上下形成一种抻筋拔骨之力，使颈部、腰背部和四肢筋骨得到充分的拔抻舒展，对于颈腰的退行性疾病有较好的防治作用。易筋经中“卧虎扑食势”，动作有疏通经络、强健筋骨的作用，能增强腰部、下肢及手臂的力量和柔韧性。五禽戏之虎戏，在中医五行中属木，对应肝脏。虎戏的动作中，根据虎爪的手形变化，当手由掌转换为虎爪状，再转换为握拳过程，可以锻炼人体的经筋，并增强握力；在虎举式的动作中，双手在一紧一松、反复四次用力练习过程中，使筋得到按摩，促进了气血运行，且虎戏与五季中的春季相对应，春季为万物生长的时候，习练中通过拉伸躯干、头颈、四肢，以达到抻筋拔骨之感，亦能锻炼筋骨经脉。带动了整条脊柱的运动，在增强局部肌肉力量的同时，更能有效地缓解脊柱相关的疾患，尤其对颈椎病、腰椎退行性改变及胸椎小关节紊乱等有良好的功能锻炼效果。

三、肉之保健

肉，指肌肉，《黄帝内经》里称之为“分肉”。《黄帝内经·素问·痿论》有“脾主身之肌肉”之论。全身肌肉赖脾胃运化的水谷精微的营养滋润，才能壮实丰满，并发挥其运动功能。故说脾在体合肉。临床上，肌肉萎废不用等疾患，如“痿证”，常从脾胃治疗。

（一）饮食起居

（1）此章节与脾胃关系密切。脾胃素虚，或饮食不节，嗜食肥甘厚腻等损伤脾胃，使脾运化失司，进而痰湿内生，阻于经脉，肢体失养；或接触毒性药物，损伤气血经脉等均可致肌肉痿废。所以有节制、有规律的清淡饮食，有助于脾胃的运化。可多食用健脾养胃的食物，如山药、小米、芡实、红枣等。根据中医“以脏养脏”的理论，适当进食牛肉、猪肉、鸭肉对强健肌肉有一定益处。

（2）“久坐伤肉”（《黄帝内经·素问·宣明五气》），指长期不动或少动，周身气血运行缓慢，首先直接损伤肌肉的结构和功能，使肌肉松弛无力。且脾为后天之本，气血生化之源，脾可以将无形之气转化为有形之血，在五脏中脾与肉相配，故久坐可理解为伤脾。“脾主身之肌肉。”而“动则不衰”，只有适度运动才能使脾气健旺，使得全身肌肉尤其四肢肌肉得养。

（3）加强肢体活动和按摩，《黄帝内经·素问·痿论》称“治痿独取阳明”，通过结合针刺、烫熨、艾灸促进阳明经气的激发，使多气多血。常用选穴为阳陵泉、环跳、足三里、曲池、合谷、三阴交等。

（4）长期卧床的患者，需要注意防止肌肉萎缩，预防褥疮等，这些调护措施对痿病的预后十分重要。

（二）运动与导引

八段锦中“调理脾胃须单举”，通过两手交替上举下按，上下对拔牵拉，能使肌肉、经络及内脏器官受到拔抻，尤其是肝胆脾胃受到牵拉后，能增强胃肠的蠕动和消化功能，长期坚持练习对胃肠疾病有防治作用。“背后七颠百病消”通过连续对身体的抖动，使肌肉、脊柱关节及内脏得到放松。易筋经中“倒拽九牛尾势”，以腰带动肩，以肩带动臂，可舒通筋络，可防治肩、背、腰、腿肌肉的损伤，还能加强两臂旋前、旋后肌群及五指的力量。“青龙探爪势”中，侧腰及转体时，手臂、腰腹做充分伸展；探身下俯时，肩松、肘直、拳撑实，膝挺直足跟着地，能锻炼背阔肌、肋间肌、腹外斜肌、臀大肌、大腿及小腿后侧肌群、拇长屈肌，可增强腰力、腿力、指力，对改善腰部及下肢肌肉的活动功能有增强作用。五禽戏当中的熊戏，在中医五行中属土，对应脾脏。熊戏的动作中，练习熊运时，以腰、腹部为轴，做先顺时针后逆时针的转动，对脾经、胃经都起到很好的疏通调理的作用，本动作由任脉关元穴起，经胃经的天枢穴、脾经的大横穴、再经任脉的中脘穴，最终回到关元穴，加强了腹内的气血运行，同时通过双“熊掌”在腹部、肋部的自我按摩，可以增强脾胃的消化助运功能，对于脾胃疾病，如消化不良、腹部胀气、纳差纳呆、便秘等都有很好的治疗效果；熊晃练习过程中，两臂撑圆左右迈步，带动身体左右摇晃，既带动了两肋运动，又促进了脾胃运转化物，具有疏肝理气健脾之效，可增强髋关节的肌肉力量，并提高人体的平衡能力。

四、皮之保健

“皮毛”为一身之表，具有防御外邪，调节津液代谢、体温，以及辅助呼吸的作用。毛附于皮，故常有“皮毛”合称。肺与皮毛之间存在着相互为用的关系，故称“肺合皮毛”。皮毛赖肺的精气以滋养和温煦，皮毛的散气与汗孔的开合也与肺之宣发功能密切相关。而当肺虚或外邪由皮毛而入，则多见感冒、咳嗽、哮喘、自汗等疾病。

（一）饮食起居

（1）皮之保健，依赖于肺气的宣发。久咳不愈，咳而气短，咳喘无力，痰液清稀，倦怠懒言，声音低怯，易患感冒，或自汗，舌淡苔薄白等肺气虚者，宜多食用补益肺气的食物，如西谷米、核桃仁、生姜、黄芪、党参等。五心烦热、形体消瘦、咽干、盗汗颧红、声音嘶哑、干咳少痰，甚则痰中带血等肺阴虚者，宜吃滋阴润肺的食物，而肺虚日久，常可累及脾肾两脏，故应同食补脾气和助肾纳气的食物，如沙参、百合、麦冬、玉竹、银耳、阿胶、蜂蜜等。需要注意的是，凡肺虚者忌辛辣及烟酒，忌进食破气耗气之物，忌生冷性寒之物，忌炒炸烤爆类香燥伤阴的食品。

（2）皮毛为防御外邪的第一道防线，易受邪，故日常应注意保暖，汗出、刮痧等使皮肤腠理打开后，避免短时间内洗澡以免受凉。

（3）平时应注意气候变化，注意防寒保暖，清淡饮食，可搓揉迎香穴以疏通鼻窍，按揉风池穴以祛风扶正，艾灸保健要穴足三里等。

（4）“久卧伤气”(《黄帝内经·素问·宣明五气》)，故生活中，长时间卧床或过度睡眠，会导致精神昏沉、萎靡不振，也会导致气的散乱，使之得不到凝聚，无力化神，使人更加萎靡乏力，形成恶性循环。因此，保持适度运动是非常必要的，做一段时间的工作后，应起身活动。但是，疲劳后躺一会，可以使散漫的气聚拢，从而起到养气的作用。临床常见因病久卧者，肺功能不强健，而肺主一身之气，人体的“气”受伤很容易诱发坠积性肺炎、褥疮等。

（二）运动与导引

根据身体情况，应进行适当的如散步，慢跑等体育锻炼以增强体质，提高抗病能力。八段锦的“左右开弓似射雕”，在做动作的时候要撑平，用力要均匀，并尽量展臂扩胸，头项保持正直。本动作是以扩展胸部为主，作用于上焦。吸气时，双手似拉弓状，左右尽力拉开，使胸廓充分扩展，能够吸进更多的新鲜空气；双手向胸前合拢，挤压胸廓时，缓慢深呼气，帮助吐尽残余的浊气。锻炼时，两肺的舒张与收缩对心脏起到了直接的按摩和挤压作用，加强了心肺功能。该运动通过展肩、扩胸、拉伸等一系列动作，扩大胸腔，牵拉肺经、大肠经，对改善肺的功能起到一定的作用，还有散肺热的作用。易筋经的“出爪亮翅势”“横胆降魔杵势”均对肺气肿、肺心病、共济失调等有一定防治效果。五禽戏的鸟戏，在中医五行中属金，对应肺脏。鸟戏的动作中，练习时与呼吸吐纳的配合最为紧密，可增加肺活量、人体血氧交换，提高心肺的功能。

五、骨之保健

骨，指骨骼，是躯体的支架。“肾生骨髓。”（《黄帝内经·素问·阴阳应象大论》），若肾精不足，骨髓生化无源，则骨骼失养，小儿可出现囟门迟闭，骨软无力，老年人出现骨质脆弱，易骨折等。

（一）饮食起居

（1）骨髓是人体主要的造血器官，可多食猪血、羊血、猪肝、紫菜、黑木耳、樱桃、西兰花等，同时还可以多食优质蛋白的食物，如新鲜的鱼类、蛋类、家禽类、豆制品等。

（2）“以形补形”可多食用羊骨、牛骨髓等，也可通过补肾以补骨，可食肉苁蓉、狗肉、桑葚、韭菜、阿胶、核桃、板栗等。

（3）合理房事，保持心情舒畅，睡前少饮水，日常多晒太阳，补充维生素、钙，促进骨质的生长。

（4）肾开窍于耳，故用搓热的两手心搓揉耳郭，然后用拇指和食指搓揉耳郭3min，再用两手交替经头顶拉扯对侧耳郭上部12 ~ 18次。腰为肾府，故可将两手搓热，捂于双侧肾俞、命门穴，后横向、纵向搓腰。

（5）“久立伤骨”（《黄帝内经·素问·宣明五气》），是指站立过久则损耗肾气，肾气不足则伤骨骼。日常生活中，人在站立时需要腰部和下肢力量的支撑，若久站，腰腿部骨骼肌、韧带需持续受力、紧张，久之易形成劳损。但是工作中有时无法避免久站，所以需要注意自我调整，通过经常变换姿势或适当休息，使下肢抬高，促进下肢血液回流。

（二）运动与导引

八段锦“两手攀足固肾腰”的动作中，手在向下攀足的时候，两腿绷直，此动作能牵拉到身体后面的足太阳膀胱经。该动作的练习重点是腰部，练习时腰部前俯后仰，能充分舒展腰腹部肌群，双手攀足时，可以牵拉腿部后侧肌群。长期坚持练习本节动作，可疏通带脉及任、督二脉，起到壮腰健肾、明目醒脑的作用，还能提高腰腿部的柔韧性，对腰肌劳损和坐骨神经痛等有较好的预防作用。易筋经中“卧虎扑食势”“掉尾摇头势”动作中有疏通经络、强健筋骨的作用，能增强腰部、下肢及手臂的力量和柔韧性，可以改善脊柱各关节的活动功能。

第三节 五官保健方法

一、鼻功

1. 姿势（调身）

（1）可以采取自己觉得舒服的姿势，站位姿、坐位姿、卧位姿均可以，一般建议采用坐位姿。

（2）用两食指的指腹轻柔地从上到下摩擦、搓抹鼻翼两侧9 ~ 18次，鼻翼的范围为从鼻根到鼻孔两侧。

（3）搓抹完成之后，可以用食指的指尖点按位于鼻翼两侧的迎香穴1 ~ 2min。

（4）在点按完成之后，可以用左手或是右手的拇指和食指，夹住鼻根，从上到下摩挲、揉捻整个鼻翼2 ~ 3min。

2. 呼吸（调息）

（1）在进行用两食指摩擦、搓抹鼻翼这一步时，向上进行摩擦动作时要配合吸气；在向下进行操作时要配合呼气。

（2）在进行点按迎香穴这一步时，向下点按的时候要配合吸气；在向上松开的时候要配合呼气。

（3）在夹鼻根进行揉捻这一步时，全程要采用自然呼吸法。

3. 意念（调心）

在操作时意念要灌注到自己的指端，意念要随着自己的手指端而上下移动，要注意体会手指指端在皮肤上的抚摩感。

4. 姿势、呼吸、意念融合（三调合一）

5. 操作要领

（1）摩擦鼻翼时使劲不宜过大，以免对皮肤组织造成损伤。

（2）点按迎香穴时用力可以稍稍增大一点。

6. 功法作用

增强上呼吸道的抵抗力，改善鼻腔和上呼吸道的血液循环，可以用于防治感冒、慢性鼻炎以及过敏性鼻炎。

二、目功

1. 姿势（调身）

（1）可以采取自己觉得舒服的姿势，站位姿、坐位姿、卧位姿势可以，一般建议采用坐位姿。

（2）轻轻闭目，拇指伸出且微屈，其余四指屈曲，固定姿势为四指在上，拇指在下，此时以拇指指腹沿着眉毛由内向外轻擦9 ~ 18次。

（3）再用同样的方法轻擦上下眼睑9 ~ 18次。

（4）两掌互搓到温热，用掌心熨热眼珠，然后再互搓、熨热，总共进行3次。

（5）用两食指指尖点揉睛明穴、瞳子髎穴、鱼腰穴、承泣穴，每穴各进行9 ~ 18次。

（6）两眼球顺时针、逆时针各旋转9 ~ 18次。

（7）轻轻张开双眼，由近向远眺望远处的绿色植物。

2. 呼吸（调息）

（1）调身操作的第2 ~ 3步、第6 ~ 7步均采用自然呼吸。

（2）3次熨热眼球的操作要配合3次深呼吸。

（3）点按穴位时，向下点按配合吸气；向上撤力时配合呼气。

3. 意念（调心）

（1）将意念灌注到操作手指的指端和被操作的部位，同时要用意念仔细感受操作手指在眼部的动作走向以及触在眼部的感觉。

（2）眺望远处时心也要眺望远方，使目光推远。

4. 姿势、呼吸、意念融合（三调合一）

5. 操作要领

（1）每次熨热眼珠时，都要将双手搓热。

（2）旋转眼球时，速度不宜过快，刚开始练习时可以少一些圈数，随着不断练习可以增加次数，不然少数的练习者可能会出现头晕目眩、恶心呕吐等反应。

6. 功法作用

改善眼部的血液循环，增强眼肌的活动灵敏性以及神经的调控作用。可以调肝明目，改善视力，防治眼疾。

三、擦面

1. 姿势（调身）

（1）可以采取自己觉得舒服的姿势，站位姿、坐位姿、卧位姿均可以，一般建议采用坐位姿。

（2）轻轻闭目，将两掌互搓至热，左右反复搓擦前额至前额发热。

（3）将两掌互搓至热，上下反复搓擦太阳穴到耳前的面颊部至其发热。

（4）将两掌互搓至热，上下反复搓擦眼下到下颌部的面颊部至其发热。

（5）将两掌互搓至热，以鼻为隔，双掌顺时针、逆时针交替围绕眼部搓擦整个面部，各进行5 ~ 10圈。

（6）两食指顺时针、逆时针交替进行，按揉印堂、阳白、太阳穴，每穴操作2min。

2. 呼吸（调息）

（1）调身操作的前5步用自然呼吸法。

（2）调身操作的第6步，在点揉穴位时，向下点揉时配合吸气；向上松力时要配合呼气。

3. 念（调心）

在进行操作时要意想两掌的热量逐步渗透到面部，热蕴蒸腾于头面部。

4. 姿势、呼吸、意念融合（三调合一）

5. 操作要领

擦面时，掌心要紧贴面部，使劲要适宜，以自己舒服为度。

6. 功法作用

改善面部的血液循环，疏通面部经络，加强面部的神经反射活动，可以减少皱纹，使得面部血液充盈，皮肤红润有光泽，具有很好的面部美容效果。

四、耳功

1. 姿势（调身）

（1）可以采取自己觉得舒服的姿势，站位姿、坐位姿、卧位姿均可以，一般建议采用坐位姿。

（2）将两手互搓至热，大拇指置于耳郭前，其余四指屈曲置于耳郭后，两者相合，夹持住耳郭，然后从上到下，轻柔和缓地揉捏耳郭，两侧同时进行，共计3min。

（3）两手交替，经头顶部拉扯对侧耳朵的上部，各9 ~ 18次。

（4）两掌心压在外耳道处，然后突然放开，如此反复进行9次。

（5）两掌心堵住外耳道，手指自然放在后脑勺，食指稍稍使劲按压在中指之上，并顺势下滑弹击后脑勺24次，此时可以听到“咚咚咚”的声音，称为“鸣天鼓”。

（6）双手呈现立掌，双手中指置于耳前，食指置于耳后，上下反复擦搓，以耳郭发热为度。

2. 呼吸（调息）

（1）调身操作的第2、第5、第6步要采用自然呼吸法。

（2）调身操作的第3步，在向上提耳时配合吸气；向下松耳配合呼气。

（3）调身操作的第4步，堵压耳道时配合吸气；突然放开时配合呼气。

3. 意念（调心）

在进行操作时意想气流进入双耳内，环流畅通。

4. 姿势、呼吸、意念融合（三调合一）

5. 操作要领

调身操作的第4、第5步，在堵压外耳道时要稍稍使劲。

6. 功法作用

（1）揉捏耳郭能够刺激耳部的听神经，可以使听力有所提高，防治耳聋、耳鸣等病症，同时由于经过耳部的经络较多，揉搓耳郭也可以调节经络。

（2）按放外耳道，可以引起耳道内部的压力突然变化，增强耳膜弹性，对防治耳膜内塌陷有很好的效果。

（3）鸣天鼓可以给予大脑温和的刺激，能够调节中枢神经。另外，肾开窍于耳，鸣天鼓可以充实肾气，对防治头晕、耳鸣、耳聋、健忘、痴呆有一定疗效。

五、口功

1. 姿势（调身）

（1）可以采取自己觉得舒服的姿势，站位姿、坐位姿、卧位姿均可以，一般建议采用坐位姿。

（2）叩齿：上下牙齿轻叩36次，叩齿时可以先叩切牙，再叩磨牙，也可以同时一起叩。

（3）搅舌：用舌在口腔内壁与上下牙齿之间轻轻搅动，顺时针、逆时针各旋转9 ~ 18次。产生的唾液（津液）暂时不要咽下，紧接着做鼓漱的动作。

（4）鼓漱：闭口，将产生的津液如漱口一样鼓漱18 ~ 36次，再接着做吞津的动作。

（5）吞津：将口腔内的津液分3次缓缓吞下。

2. 呼吸（调息）

（1）在调身操作中，叩齿、搅舌、鼓漱这三步要采用自然呼吸法。

（2）在调身操作的最后一步中，吞津时要配合做3个深呼吸，在呼气时将津液缓缓吞下。

3. 意念（调心）

在吞津时，要用意念诱导津液缓缓下咽，直至下丹田。其余调身操作时意念内守即可。

4. 姿势、呼吸、意念融合（三调合一）

5. 操作要领

（1）叩齿时上下牙齿的叩动不要太过使劲。

（2）搅舌时，上下唇要贴合并拢，舌头要匀速搅动。

（3）搅舌时，搅动的次数可由少到多，不必强求一次性到位，尤其是对于老年人或是高龄有中风先兆的人，由于舌头较为僵硬，舌体的灵活度较差，搅舌更为困难，更应该注意。

（4）搅舌时，可以先顺时针搅动3次，再反向搅动3次，逐渐增加到18次，在增加中要以自己能够承受为度。

（5）鼓漱时，无论口中是否有足够的津液，都必须做出津液很多状的鼓漱动作。

6. 功法作用

（1）本功法可以益肾固本、健脾益气、滋阴柔肝、引津上潮。

（2）叩齿可以通过刺激牙齿，改善牙齿和牙周的血液循环，维持牙齿的坚固性，可以预防牙病的发生。同时，肾主骨，齿为骨之余，所以常叩齿可以益肾固本。

（3）搅舌可以使开口于口腔当中的消化腺（下颌下腺、舌下腺、腮腺等）分泌功能增强，在口腔当中产生较多津液，同时还可以间接使胃肠道的消化液分泌增加，进而改善消化功能，促进营养物质的吸收。

六、项功

1. 姿势（调身）

（1）可以采取自己觉得舒服的姿势，站位姿、坐位姿、卧位姿均可以，一般建议采用坐位姿。

（2）两手十指互相交叉环抱于颈后部，然后仰头，两手向前使劲，颈部向后使劲，如此两手与项部形成缓缓的抗争力，然后两手与颈后部贴合，随着头向前低头，如此前俯、后仰共进行3 ~ 9次。

（3）五指屈曲蜷缩，形成空锤状，以前臂带动两手运动，以两掌根部发力，叩击颈后部（项部）3 ~ 9次。

（4）以两手的中指按揉风池穴，顺时针、逆时针交替各操作3min。

2. 呼吸（调息）

（1）在调身操作第2步中，前俯时呼气，后仰时吸气。

（2）在调身操作第3步中，前臂带动两手运动向上抬臂时要吸气，叩击时呼气。

（3）在调身操作第4步中，顺时针按揉时吸气，逆时针按揉时呼气。

3. 意念（调心）

意念随着操作而逐步渗透到项部，意想项部的气血可以上下畅通。

4. 姿势、呼吸、意念融合（三调合一）

5. 操作要领

在仰头操作时，两手十指须紧扣，使劲向前；颈部使劲向后。

6. 功法作用

（1）可以改善项部血液循环，增强项部的柔韧性，增加项部的肌力，能够使得项部重要的血管、神经得到充分的保护与疏通。

（2）可以对因寒湿遏郁或是由于负重损伤所造成的项部经脉出现阻滞而引起的头晕、头痛、目眩、肩背酸痛、项部僵硬、上肢麻木等症状有较好的缓解作用。

第四节 脊柱保健方法

一、脊椎保健运动

（一）头颈运动

1. 动作

准备姿势：两臂放松，自然下垂于体侧。

（1）头向后仰，复原，再前屈，复原。

（2）头向左转，复原，再右转，复原。

（3）头向左倾（面部朝前，头部歪向一侧），复原，再右倾，复原。

2. 功效

松解颈椎及头颈部肌群，缓解头颈部的僵硬感与酸痛不适，可以缓解疲劳，还可以预防颈肌劳损及颈椎病。

（二）颈肩运动

1. 动作

准备姿势：十指交叉，平展于胸前，与肩同高，掌心向下。

（1）以腰为轴，向右转动上半身，目视右下方，复原，向左转体，目视左下方，复原。

（2）十指交叉，与肩同高，往胸前推出，掌心朝前，同时头部前屈，尽量使下颌贴近胸壁，含胸，深呼气，复原，吸气。

（3）十指交叉，垂直向头顶上推，掌心向上，同时头颈充分后仰，眼看上方，挺胸，深吸气，复原呼气。

2. 功效

松解颈部、肩部及胸部肌群，缓解颈肩部的酸痛不适，缓解颈肩胸部的疲劳感，增加呼吸气量，促进气体交换，保持精力充沛，可以预防颈椎病、肩周炎。

（三）肩部运动

1. 动作

准备姿势：两臂放松，自然下垂于体侧。

（1）耸左肩，复原，再耸右肩，再复原，然后同时耸两肩。

（2）双肩同时做向后、上、前方向的向前旋转运动。

（3）双肩同时做向前、上、后方向的向后旋转运动。

2. 功效

松解肩关节及肩周肌群，缓解肩周及肩胛部的疲劳与酸痛不适，还可以预防肩周炎。

（四）扩胸运动

1. 动作

准备姿势：两臂放松，自然下垂于体侧。

（1）双手握拳屈肘平举于胸前，交叉双臂呈合抱姿势，同时头部前屈，含胸，深呼气。停顿数秒后转为向外向后展，做扩胸状，胸部尽量向前顶，同时头部后仰，挺胸，深吸气，稍为停顿后复原，呼气。

（2）双手分别放于同侧肩膀上，肘尖朝正下，前臂向中间靠拢，深呼气，然后分开，深吸气。

2. 功效

放松胸椎、胸廓，松解胸肌、肩胛间肌，缓解肩胛区的酸痛不适与疲劳，增加呼吸气量，促进气体交换，保持精力充沛。

（五）腰腹运动

1. 动作

准备姿势：双手叉腰，拇指在前，其余四指在后护住腰背。

（1）腰充分前屈，先呼气然后吸气，然后充分后仰，先吸气后呼气。

（2）腰充分左屈，复原，然后右屈，复原。

（3）腰向左后方旋转，目光看向左后方，复原，然后向右后方旋转，目光看向右后方，复原。

2. 功效

放松腰椎及腰背，松解腹部肌群，缓解下腰部的僵硬感和酸痛不适，缓解疲劳，还可以预防腰肌劳损。

（六）骨盆及下肢运动

1. 动作

准备姿势：两臂自然下垂于身体两侧。

（1）准备一个45cm高的椅子，左膝屈曲，脚底踏在椅面上，双手抱住小腿下段并向内拉，前胸要与大腿互贴，复原，以相同方法做右腿。

（2）采取坐位，呈跷二郎腿姿势，左手固定右踝部于左膝上，右手下压右侧大腿根部，复原，再以相同方法做右腿。

（3）采取坐位，左下肢水平伸直，踝关节背屈，肌肉绷紧，然后充分背伸，复原，再以同法做右下肢。

2. 功效

活动骨盆、髋关节及其他下肢关节，松解臀部及下肢各肌群，缓解臀部及下肢肌肉的酸痛不适与疲劳感，还可以预防臀肌劳损及下肢静脉曲张。

二、脊柱保健操

（1）俯卧位，脸朝下，两脚同肩宽分开，手向前伸直。抬高臀部，弓背使身体呈弧形。膝盖、胳膊与肘部伸直，靠双脚和两个手掌支撑，头低垂。然后，臀部下落，头微仰。

（2）预备姿势同上。抬高臀部，弓背使身体呈弧形，手脚支撑，臂部与腿伸直。转动腰臀部，幅度越大越好。

（3）坐在地上或是蒲团上，盘腿屈曲，双手反向支撑，迅速抬臀，使得臀部离开地面，利用双手与双脚的支撑，将躯干和大腿离开地面，尽力使身体（即是躯干和大腿）与地面保持平行，还原（类似于五点支撑）。

（4）采取仰卧位，腿伸直。屈膝抬腿，要做到膝盖向胸部贴近，同时抬起上部躯干，双手抱膝，下颏尽量触膝。保持该姿势5s。

（5）采取俯卧位，脸朝下。抬高臀部，弓背使身体呈弧形，低头，臂部与腿伸直，手脚支撑。然后手脚并用，绕房间慢爬。

三、舒腰展背法

1. 仰卧抬肩

采取仰卧位，双手放在脸上，双膝屈曲拱起，抬起肩膀（即是向上抬起双臂），至离床25cm时，维持5s后再还原成基本姿势，参用腹式呼吸。此动作反复做10次。

2. 展腰抱膝

采取仰卧位，尽可能地分开大腿，双手分别把膝盖拉在腋下，反复做20次。

3. 仰卧扭腰

采取仰卧位，上半身不动从腰开始扭转，一边呼吸，一边将腿交叉并且放在对侧腿外，扭转腰部。左右交替进行。

4. 坐抱单膝

坐在椅子上，将一侧膝盖抱紧放在另一侧膝上，左右交替。

5. 下蹲踏步

开步下蹲，脚跟踏步或能走几步就走几步，然后缓慢地恢复原状。

6. 站立扭腰

双脚分开与肩等宽，双手叉腰，向左右两侧扭动腰部，左右共做30次。

7. 挽臂鞠躬

坐在凳子上，两腿分开，双臂交叉，两手相互抱住对侧的肘部，一边呼气，一边弯腰至自己身体的极限，保持5s。

8. 前弯后伸

两脚分开与肩宽，足尖内扣，向前弯腰，最好能使手触地。然后复位，再向后伸腰，向后伸到最大限度，反复做10次。

9. 单膝朝胸

采取仰卧位，屈膝，脚掌触床板，双手将一膝抱住并拉向胸前，静止5s，一膝复原，双手抱另一膝，做法如前。

10. 双膝朝胸

仰卧，屈膝，双手抱双膝朝胸，静止5s，复原。

11. 弹背功

双脚与肩等宽，背靠墙站立，但要与墙相隔20cm左右，全身放松协调一致，身体后仰，然后突然用背弹击墙壁借弹击反作身体使劲前倾，但注意突然发力不要太过，注意保护背部肌肉，如此反复进行，直到全身发热为止，每日早晚各一次。

四、骨盆保健法

1. 骨盆矫正操

（1）采取俯卧位，身体放松。

（2）左侧膝盖和大腿成90°，左右晃动10次，同时敲击右臀部，换腿重复。

（3）双手平举，身体向左右两边扭转。往哪边容易，表明盆骨向哪边倾斜。

（4）身体若向左倾斜，就伸出右腿，使得身体慢慢向右旋转。

2. 第十二胸椎体操

（1）采取仰卧位，两臂垂于身体两侧，两脚分开与肩同宽。

（2）弯腰，手掌向下，尽量可以贴着地板，两只胳膊伸直，下巴尽量可以触碰到胸部。

（3）两脚尖尽量往头部方向上勾，手不要离开地板，收下巴。

（4）两脚尖仍向上勾，同时大大地吸一口气，憋住，时间越长越好。

（5）憋不住时，吐气、放松，两脚放回地面，保持这一姿势，10s内不要动，完成。

3. 骨盆肌锻炼法

（1）肛提肌收缩运动

采取仰卧位，两腿靠拢，尽力抬起臀部，然后放松。连续10 ~ 20次，以后逐渐增加。长久锻炼有利于骨盆底肌肉力量的增强。

（2）胸膝卧式

采取俯卧位，两膝努力向胸部靠拢，臀部抬高，大腿与床垂直，胸部与床贴紧。

（3）拱桥操式

采取仰卧位，屈膝，两脚分开比肩膀略宽，此时，保持手、臀、足三处着地，然后以手脚为支点，使劲使臀部离地，状如拱桥。

（4）腹肌运动

① 采取仰卧位，使用顺腹式呼吸，使腹壁随呼吸而伸缩，每次5min。

② 采取仰卧位，两腿轮流抬起，先与身体成45°，然后慢慢放下，两腿各5次。

③ 采取仰卧位，两手托住头后部慢慢起来，再躺下，共5次。

④ 采取仰卧位，两手伸直，放于身体两侧，将头和胸慢慢抬起，有助于骨盆腔充血反应。

五、弯腰拉脊法

1. 动作

（1）预备姿势：两脚并拢，中正站立，头正颈直，百会虚领，两掌胸前合十，全身放松。

（2）起式：十指交叉，上举，至头顶上方时，掌心向上。

（3）将脚后跟抬起，放松。

（4）颈椎、胸椎、腰椎依次向前弯曲，两臂下垂，手至脚前时，使得掌心向下，在趾前下按三次。接着，以腰为轴，左侧下按三次，再右侧下按三次。最后，身体转正，两掌心向下，转至脚后，掐后跟腱，颈椎、胸椎、腰椎继续弯曲，使头面可以贴腿。贴三次后，松开掐后跟腱的双手，按照腰椎起、胸椎起、颈椎直起的顺序，两臂再举至头顶上方。

2. 作用

可以牵拉背部、臀部肌肉以及股二头肌、小腿三头肌，可以缓解腰部酸胀不适。

第五节

道教保健方法

一、彭祖导引法

【出处背景】相传，彭祖姓篯名铿，为颛顼帝的玄孙，生性恬静，淡于世事，擅长神仙恬养之术，殷王闻之，拜之为大夫。在神仙恰养如行气、服饵、辟谷、导引、房中诸术中，他认为导引能除百病，实为延年益寿的要术，所以深为推崇。这里所述的这套功法，见载于《云笈七签》卷三十四，虽然出于托名之作，但却并不影响借鉴和吸取。

（1）卧时解衣铺被，伸腰闭目，约经五次自然呼吸的时间。

【作用】引动肾气，调整人体阴阳。

（2）坐起上半身，伸直两下肢，然后俯下身体，两手攀住两脚脚趾，历经五次呼吸时间。

【作用】疏利气机，牵拉后背肌群与大小腿肌群，增强自身柔韧度。

（3）朝上伸展两脚十趾，经五次呼吸时间为止。

【作用】可以作为偏瘫后遗症患者康复训练，也有使人耳聪之功。

（4）翻转两脚心，使之彼此相对，这样维持五次呼吸的时间。

【作用】引肺气下降，平喘。

（5）翻转两脚跟，使之彼此相对，两脚心分开，也维持五次呼吸的时间。

【作用】利肠胃，祛邪气。

（6）用右手掩左小腿，屈右膝盖，历经五次呼吸为止。

【作用】引肺气下降，明目。

（7）张开两脚十趾，以维持五次呼吸的时间为准。

【作用】防止脚抽筋。

（8）仰卧，两手抱膝牵置胸前，历五次呼吸的时间而止。

【作用】治疗腰痛。

（9）两脚以足跟为轴外展十次。

【作用】治疗劳疾。

（10）面东而坐，握拳并且屏住呼吸10s，然后向上抬起手臂，再下落用手掩两眼10s，再以拇指、食指点揉眉毛两端的穴位（内侧为攒竹穴，外侧为丝竹空）5次。

【作用】乌发明目。

二、王子乔八神导引法

【出处背景】相传王子乔为周灵王太子，平时好吹笙，作凤凰鸣。曾游历于伊、洛间，后被浮丘公接去嵩高山修炼，一炼就是三十多年。后王子乔乘着白鹤驻于山顶，挥手谢别天下，升仙而去。关于他的八神导引法，为后人托名之作。

（1）平坐，弯腰，伸直脚和两膝，用手贴住地面，用鼻纳气，然后咽气，最后用口徐徐吐气，闭上两眼10s。

【作用】舒畅胸中气机。

（2）端坐伸腰，鼻纳清气，闭气，然后闭上两眼，前后摇头各三十次。

【作用】使脑目清明。

（3）朝左侧卧，用口吐气，以鼻吸气。

【作用】缓解心下积聚。

（4）端坐伸腰，慢慢用鼻吸纳清气，同时用右手搓鼻，以汗出为度。

【作用】通鼻窍，缓解耳聋，发汗治外感。

（5）正身仰卧，口吐鼻纳。

【作用】缓解腹痛。

（6）右胁侧卧，用鼻纳气，以口小吐气几十次，然后搓热两手，按摩腹部，让气从下出。按摩的时间可掌握在七次呼吸左右。

【作用】除两胁之痛。

（7）端坐伸腰，直上舒展两臂，仰两手掌，以鼻纳气，闭气到极限为止，如此七遍，名为“蜀王台”。

【作用】除胁下积聚。

（8）在床上趴着，除掉枕头，两脚十趾着床，以鼻纳气，接着又用鼻微微出气，气息越细越好。

【作用】除身中热，缓解背痛。

（9）端坐伸腰，左手仰掌上举，右手向下向后。

【作用】除两臂背痛、胸中结气。

（10）端坐，两手相叉抱膝，闭气鼓腹，十四或二十一次，气满就吐。

【作用】畅通全身气机。

（11）端坐伸腰，左右倾侧，闭上两眼，用鼻纳气，以鼻呼气，七息为止。

【作用】畅通头部气机。

（12）端坐伸腰，鼻纳口吐几十次。

【作用】除腹中胀满，又治因寒气而致的腹中不安。

（13）端坐，一手握拳朝前使劲，一手握拳朝反方向使劲，好像竭力拉开大弓强弓一样。

【作用】治四肢烦闷、背急。

（14）端坐伸腰，右手仰掌上举，以左手扶住左胁，用鼻纳气，七息为止。

【作用】治胃寒食不消化。

（15）端坐伸腰，左手仰掌上举，以右手承右胁，用鼻纳气，七息为止。

【作用】除瘀血、结气。

（16）两腿单盘坐姿，两手着地并弯腰，仰头，用鼻纳气，咽津十次。

【作用】祛虚烦之热，牵拉背部肌群。

（17）正身仰卧，伸臂展脚，以鼻纳气，七息即可，摇脚三十而止。

【作用】除胸脚寒气、周身痹痛。

（18）仰卧屈膝，让两侧膝盖相对朝里，两手朝外翻起两脚，伸腰，以鼻纳气，七息为止。

【作用】除热痹疼痛，下肢不遂。

（19）两手抱头，向左向右转头，尽量看到两胁，名为“开胁”。

【作用】治身体昏沉不畅通。

（20）采用坐姿，伸右脚，两手抱左膝盖，伸腰，以鼻纳气，七息为止，展右脚着外。

【作用】除头痛、瘀痹。

（21）采用坐姿，伸左脚，两手抱右膝盖，伸腰，以鼻纳气，七息为止，展左脚着外。

【作用】除头痛、瘀痹；另外有种说法，认为能除风，治目暗耳聋。

（22）正身半仰卧位，伸直两脚，两手掌心相对捻小腿，直至透热为度。

【作用】缓解小便难解，小腹重不便等情况。如感到腹中热，鼻纳气数十，口出气，不必咽气，如果腹中不热，七息而止，温气咽之十次。

（23）采取坐位，两手抱两膝盖，以鼻纳气，七息为止。

【作用】除腰痹背痛。

（24）俯身而卧，朝左侧头后视脚跟，又朝右侧头后视脚跟；伸腰，以鼻纳气，七息为止。

【作用】除足底筋痛、转筋、脚酸痛。

（25）仰卧，伸展四肢，足跟开外而立，两踇指相对，用鼻纳气，七息为止。

【作用】除两膝寒、胫骨疼。

（26）仰卧，伸展四肢，两脚跟相对，鼻吸清气，七息为止。

【作用】除足胫寒。

（27）仰卧，伸展四肢，用鼻纳气，七息为止。

【作用】除胃中积食、反酸。

（28）采取坐位，屈腰俯身，两手攀引左右脚跟，以鼻纳气，七息为止。

【作用】除痹，止呕逆。

（29）仰卧，伸展四肢，立起脚趾，以鼻吸气，七息为止。

【作用】除腹中痛。

（30）仰卧，左脚跟贴着右脚大趾，用鼻吸气，七息为止。

【作用】除四肢冷。

（31）仰卧，右脚跟贴着左脚大趾，用鼻吸气，七息为止。

【作用】除周身痹。

（32）端坐伸腰，眼视左侧，以鼻徐徐纳气，然后吐出，数十止，同时闭上两眼，集中注意力，让意念使目珠略微向上翻动。

【作用】治左半身疾病。

（33）端坐伸腰，仰头，闭眼，慢慢用鼻纳气，咽津三十次，开眼。

【作用】治积聚等病。

（34）端坐伸腰，眼视右侧，以鼻徐纳而咽津液，数十次。

【作用】治右半身疾病。

三、日用导引神仙初地门

【出处背景】“日用导引神仙初地门”，从名称看，一为日常施行之法，二为初级功法。功法虽简，效果却不可低估。原法为道书《三洞枢机杂说》所载，入于《正统道藏》。其法：“每朝凌晨或五更初，澄心静虑，握固存神，端严敷坐，屏绝缘务，寂无思念，想身于无身之中，存心于无为之境，是以和气聿然自至，即便齿七通，咽液七数，然后舒展体骨，为十二般导引。”

1. 通百关

【操作】两手攀两脚，分三次咽下口中唾液，不得呼气。

2. 左推右推

【操作】左手沿着左小腿前缘攀左脚面，右手推左小腿后侧（小腿肚），接着又用右手沿着右小腿前缘攀右脚面，左手推右小腿后侧（小腿肚）。这样一共三次，配合咽液纳气，同时进行。

3. 单展脚

【操作】站立位，找一个较低的凳子，一脚搭在上面，腿屈直，左右互换，各攀三次，每次都配合咽纳功法。

4. 双攀脚

【操作】两手先攀左脚，再攀右脚，左右互换，各攀三次。每次配合咽纳功法。

5. 左右托空

【操作】两手在背后交叉，然后缓缓解散，一手攀乳旁（胸胁部），一手向上托虚空，好比推重物一样。这样左右互换，各三次，配合咽纳。

6. 托天据地

【操作】两手十指交叉，掌心向上向上托起，然后缓缓弯腰向下，让手贴合地面15s。这样托天据地，起伏三次，次次配合咽纳。

7. 龙盘凤觜

【操作】左右手互相握住腕部，被握住的手五指屈曲相合，五个手指指腹相合如捻状。如此互换，三次为度，次次咽纳。

8. 凤凰展翼

【操作】两手先摆后，似凤凰展翼，然后由后向前。这样三次，每次咽纳。

9. 左摆右摆

【操作】两手相锁抱头，左摆右摆。三次而止，配合咽纳。

10. 推东推西

【操作】两手相锁托住下颌，左摆右摆，三次为度，配合咽纳。

11. 击天门

【操作】两手相锁摩鼻，七摩为一次，咽纳一次。总共三次。

12. 仙人干浴

【操作】两手擦热，按摩两眼、面部、两耳、项部，多多益善。

【作用】可收手热筋软，骨壮气和，有病除病，无病爽神，有消食止饥之效。

四、逍遥子导引诀

【出处背景】逍遥子不知何许人。他的这一诀法，明清以来的典籍往往载引，可见流传之广。明·龚居中的《红炉点雪》，把此题为“却病延年一十六句之术”。

1. 水潮除后患

【操作】天亮睡醒，起身端坐，凝神息虑，舌抵上腭，闭口调息，津液自生，渐至满口，分为三次，以意送下。

【作用】美容，畅通气机。

【逍遥子诗言】

津液频生在舌端，寻常漱咽入丹田。

于中畅美无凝滞，百日灵功可驻颜。

2. 火起得长安

【操作】每当子时、午时，存想真火从脚底涌泉穴烧起，先从左脚沿腿与脊柱上行，抵脑后玉枕，过前额，从胸前降落至下丹田，这样三次；又存想真火从右脚心涌泉沿腿肚循脊上行，抵玉枕，过前额，从胸前降落下丹田，也是三次。又存想真火从臀部生起沿背脊督脉上行，然后从头面部下降，回落到下丹田，也是三次。

【作用】可使四肢强健，骨节理顺。

【逍遥子诗言】

阳火须知自下生，阴符上降落黄庭。

周流不息精神固，此是真人大炼形。

3. 梦失封金匮

【操作】在睡前调息思神，先用左手搓脐十四次，再用右手搓脐十四次，又用两手搓摩胁腹七次，咽气下纳丹田，然后再屈足侧卧。

【作用】防治男子梦遗，遗精滑泄。

【逍遥子诗言】

精滑神疲欲火攻，梦中遗失致伤生。

搓摩有法君须记，绝欲除贪是上乘。

4. 形衰守玉关

【操作】坐卧时凝神聚力，固守丹田，默运神气，向上冲击督脉，自然生精生气。

【作用】防衰老，抗疲劳。

【逍遥子诗言】

却老扶衰别有方，不须身外觅阴阳。

玉关谨守常渊默，气足神全寿更康。

5. 鼓呵消积聚

【操作】采取站立位，闭息，鼓动胸腹，待到气满，缓缓呵出，如此五次到七次即可。

【作用】缓解消化不良、胸肋胀满、腹胀不舒等症状。

【逍遥子诗言】

气滞脾虚食不消，胸中膨闷最难调。

徐徐呵鼓潜通泰，疾退身安莫久劳。

6. 兜礼治伤寒

【操作】元气亏弱，腠理不密，容易引起伤风感冒。若一时感于风寒，患者可以端坐盘脚，两手紧兜阴囊，闭口停息，存想真气从尾巴骨上升，过脊柱，透前额，低头状如礼拜，这样不计遍数，以汗出为度。

【作用】治疗风寒感冒。

【逍遥子诗言】

跏趺端坐向蒲团，手握阴囊意要专。

运气叩头三五遍，顿令寒疾立时安。

7. 叩齿无牙疾

【操作】每天清晨睡醒，叩齿三十六遍，然后用舌搅拌牙龈，不计遍数，待到津液满口，方可咽下。这样连做三遍。平时如果小便，闭口咬紧牙关，小便完后方可放松。

【作用】治疗与预防牙齿疾患。

【逍遥子诗言】

热极风生齿不宁，清晨叩齿自惺惺。

若教运用常无隔，还许他年老复钉。

8. 升观鬓不斑

【操作】思虑太过则神耗，气虚血败而鬓斑。患者可在子时和午时，握拳端坐，凝神绝念，闭目，存想追摄两气，从尾巴骨上升，下降返回丹田。每次存想九遍。

【作用】久则神全，气血充足，可以使白发变黑。

【逍遥子诗言】

神气冲和精自全，存无守有养胎仙。

心中念虑皆消灭，要学神仙也不难。

9. 运睛除眼翳

【操作】眼睛昏暗生翳的原因，在于伤热伤气，肝虚肾虚，如果发展严重，往往导致失明。防治之法是每当睡起之时，半坐凝息，闭口垂下眼睑，将双目左右轮转各十四次，紧闭一会，忽然大睁。

【作用与预防】这样坚持，久行不止，可使内障外翳自然消散。平时除切忌色欲外，还要注意用眼卫生，不写蝇头小字。

【逍遥子诗言】

喜怒伤神目不明，垂帘塞兑养元精。

精生气化神来复，五内阴魔尽失惊。

10. 掩耳祛头旋

【操作】邪风入脑，虚火上攻，头目昏旋，偏正作痛，久而久之，往往引起中风不语，半身不遂。防治之法是端身静坐，调息闭息，然后两手掩耳，把头部向下扳折五到七次，存想元神逆上头部，以逐其邪，自然风邪消散。

【作用】预防中风偏瘫。

【逍遥子诗言】

视听无闻意在心，神从髓海逐邪气。

更兼精气无虚耗，可学蓬莱境上人。

11. 托踏应轻骨

【操作】平时双手上托，如举大石，两脚前踏，如履平地，存想神气，口中嘘呵各十四次。

【作用】使身健体轻，耐得寒暑。

【逍遥子诗言】

精气冲和五脏安，四肢完固骨强坚。

虽然未得刀圭饵，且住人间作地仙。

12. 搓涂自美颜

【操作】可在每天清晨闭目静坐，凝神存养，神气冲淡，从内达外，然后两手搓热，拂面七次，又以漱津涂面，搓拂几次。

【作用】使面部皮肤光润，容颜悦泽。

【逍遥子诗言】

寡欲心虚气血盈，自然五脏得和平。

衰颜仗此增光泽，不羡人间五等荣。

13. 闭摩通滞气

【操作】气滞则痛，血滞则肿。通滞之法，澄心闭息，先用左手搓摩滞处四十九遍，然后用津液涂抹滞处，这样勤行七天。修养家平时所说“干浴”大致就是这样。

【作用】导气通滞。

【逍遥子诗言】

荣卫流行不暂休，一才凝滞便堪忧。

谁知闭息能通畅，此外何须别讨求。

14. 凝抱固丹田

有一首诗说凝抱之功道：

元神一出便收来，神返身中气自回。

如此朝朝并暮暮，自然赤子产真胎。

【操作】平时静坐，存想元神，进入丹田，随意呼吸。如此旬日，丹田完固，增到百天，灵明渐通。贵在坚持，切忌做做停停。

【作用】巩固丹田，充溢精气。

【逍遥子诗言】

丹田完固气归根，气聚神凝道合真。

久视定须从此始，莫教虚度好光阴。

15. 淡食能多补

【操作】五味对于五脏，各有所宜，如果平时五味不节，往往导致相应腑亏损，不如淡食谨节为妙。然而这里所说的淡食，并不等于弃绝五味，而是说要五味吃得清淡一点。当年仙翁就说："断盐不是道，饮食无滋味。"可见淡是相对于浓而说的，比如肥甘厚味为浓，素食清静是味，就是浓淡相对的一个方面。

【作用】固护五脏。

【逍遥子诗言】

厚味伤人众所知，能甘淡薄是吾师。

三千功行从兹始，天鉴行藏信有之。

16. 无心得大还

【操作】大还之道，就是"圣道"，所谓"无心"，就是常清常静。人能常清静，天地悉皆归。对于这些，《清静经》早就说得很详尽了，修真之士，只要体而行之，便就不难进入清真灵妙之境。

【逍遥子诗言】

有作有为云至要，无声无臭语方奇。

中秋午夜通消息，明月当空造化基。

五、神仙导引却病势

【出处背景】神仙导引却病势，也叫"圣真秘传四十六长生图诀"，被收录于明朝周履靖所辑的《赤凤髓》一书当中。

1. 偓佺飞马行逐走势

【渊源】偓佺是传说中的古代仙人。(列向《列仙传》)

【功法】以下肢不动，腰为轴，上身转向左深吸气，然后吐气，这样进行九次，然后转身向右运气九次。

【效用】治赤白痢疾。

2. 黄石公受履

【渊源】黄石公又称圯上老人。《史记·留侯世家》说，当年张良刺秦始皇不成，逃到下邳（今江苏省睢宁北），在桥上碰上了黄石公。经过考验，黄石公传给他《太公兵法》。

【功法】坐定，舒展两脚，两手按两大腿根，用意存想，运气十二口。

【效用】缓解腿脚肌肉疲劳。

3. 篯铿观井

【渊源】篯铿即寿星彭祖。《历世真仙体道通鉴》说他："铿隐山中，编竹为户，餐松为粮，能乘风御气，腾身踊空。"

【功法】立住，两手握拳，如鞠躬势到地，沉沉起身，双手举起过顶，闭口，鼻内微微放气三四口。

【效用】治腰腿疼。

4. 啸父市上补履

【渊源】啸父，古代传说中仙人。（《列仙传》）

【功法】坐在地上或是蒲团上，舒展两腿，手攀左脚心，并做深呼吸。

【效用】治遗精滑泄。

5. 接舆狂歌

【渊源】接舆，战国楚国神仙养生家，姓陆名通。（《列仙传》）

【功法】采用站立位，右手扶墙，左手下垂，右脚登在一个台阶上，深呼吸十八次，然后再换过来亦如之。

【效用】治腰疼。

6. 涓子垂钓菏泽

【渊源】涓子，战国齐国著名炼养学家。

【功法】端坐正身，左拳撑左胁，右手按右膝，专心存想，运气于病处，同时进行六次深呼吸，然后左右互换。

【效用】治久疖。

7. 容成公静守谷神

【渊源】容成公，即鬼容区，我国上古著名神仙炼养学家。(《列仙传》)

【功法】咬牙闭气，用两手遮耳掩脑，弹击风池穴三十六次，叩齿三十六下。

【效用】治头晕。

8. 庄周蝴蝶梦

【渊源】庄周，战国著名哲学家和养生学家，著作有《庄子》一书传于世。

【功法】仰卧，右手枕头，左手使劲伸直，左腿舒直，右腿蜷缩，存想运气，深呼吸二十四次。

【效用】治梦泄遗精。

9. 东方朔置帻官舍

【渊源】东方朔，西汉文学家。有关他的传说很多。(《列仙传》)

【功法】两手掌包住耳朵，手指搭在后脑，深呼吸十二次，名“双手拿风雷”。

【效用】治耳聋、耳鸣及头疼。

10. 钟离云房摩肾

【渊源】钟离权，唐末五代神仙修炼学家。

【功法】端坐,两手擦热，向背后双拳摩腰眼，深呼吸二十四次。

【效用】治肾堂虚冷，腰疼腿痛。

11. 东华帝君倚杖

【渊源】天下道教全真道始祖王玄甫，号东华子，后人尊为东华帝君、紫府少阳君。全真道北五祖中的第一祖，传说曾把长生之术传授给钟离权。

【功法】端立，以手拄杖，向左右转动腰，深呼吸十八次。

【效用】治腰背疼痛。

12. 山图折脚

【渊源】山图，传说中的仙人。(《列仙传》)

【功法】坐在地上或是蒲团上，舒开两脚，两手向前攀住脚心，深呼吸九次。

【效用】治夜梦遗精。

13. 许旌阳飞剑斩妖

【渊源】许旌阳，名逊，字敬之。汝南（今河南省汝南）人。因为曾经做过旌阳县令，所以人称“许旌阳”。《历世真仙体道通鉴》第二十六卷称他“真神仙之雄杰者也。”

【功法】丁字步站立，右手扬起，左手在后，扭身向左而视，深呼吸九次。

【效用】治心痛。

14. 子主披发鼓琴

【渊源】子主，我国古代传说中的神仙狂人。(《列仙传》)

【功法】以身端坐，擦热两手，然后分别按摩左右脚心，又手按两膝端坐，并且开口哈气九口。

【效用】调理血脉，治三焦不和，眼目昏花，虚弱。

15. 故妪拜泣文宾

【渊源】文宾，我国古代传说中的神仙养生家。(《列仙传》)

【功法】采用站姿，然后弯腰直膝，俯身低头，两手触及脚尖并深呼吸二十四次，名为“乌龙摆尾”。

【效用】治腰痛。

16. 服闾瞑目

【渊源】服闾，我国古代传说中神仙中人。(《列仙传》)

【功法】以身端坐，两手抱脐下，深呼吸四十九次。

【效用】治肚腹疼痛。

17. 陶成公骑龙

【渊源】陶成公，即陶安公，古代传说中的神仙中人。(《列仙传》)

【功法】以左手向左侧伸展，右手也向左侧伸展，头向右扭，深呼吸九次；以右手向右侧伸展，左亦随之，头向左扭，深呼吸九次。

【效用】治胸膈膨闷。

18. 宋玄白卧雪

【渊源】宋玄白，古代传说中的道士及神仙中人。《续仙传》说他常游名山，得补脑还元之术。

【功法】仰面直卧，两手在胸腹上下搓动，并随深呼吸。

【效用】治五谷不消。

19. 玄俗形无影

【渊源】玄俗，古代传说中的神仙中人，自称河间人。

【功法】以身端坐，先左手握左脚，右手擦左脚心，深呼吸二十四次；再用同样方法擦右脚心。

【效用】使身体轻盈自在。

20. 负局先生磨镜

【渊源】负局先生，传说中的古之仙人。(《列仙传》)

【功法】以身端坐，直舒两脚，两手握拳，连着上半身向前俯，并深呼吸十二次。

【效用】治遍身疼痛。

21. 吕纯阳行气

【渊源】吕纯阳，名岩，字洞宾，号纯阳子。唐末道士。

【功法】正身站立，舒展左手，用右手捏左上臂膊肚，深呼吸二十二次，右手亦然。

【效用】治背膊疼痛。

22. 邗子入山寻犬

【渊源】邗子，古代传说中的神仙（《列仙传》）。

【功法】用左手指向左侧，眼睛却看向右侧，并深呼吸二十四次；用右手指向右侧，眼睛却看向左侧，并深呼吸二十四次。

【效用】治左瘫右痪。

23. 何仙姑簪花

【渊源】何仙姑，我国古代传说中的女仙。

【功法】两手抱头，端坐正身，深呼吸四十四次。

【效用】畅通气机。

24. 韩湘子存气

【渊源】韩子，传说中的唐朝仙人。

【功法】先以两手擦目，用两手撑住两肋并做深呼吸二十四次。

【效用】治血气衰败。

25. 曹国舅托云阳板

【渊源】曹国舅，宋朝曹太后之弟，曹彬的孙子。（《续文献通考》第二四三卷）

【功法】采用站姿，左脚划圈，右脚舒展，左手上举，眼睛视右，深呼吸二十四次。

【效用】治瘫痪。

26. 侯道玄望空设拜

【渊源】传说中的仙人。

【功法】八字立定，低头拜于胸前，两手置于腹部，深呼吸十七次。

【效用】治前后心痛。

27. 玄真子啸咏坐席浮水

【渊源】相传唐朝会稽山阴（今浙江省绍兴市）人张志和，生性旷达，爱好山水，自号为“玄真子”，著有《玄真子》三卷。(《续仙传》)

【功法】以身端坐，两手托天，深呼吸十八次。

【效用】治肚腹虚肿。

28. 许碏插花满头

【渊源】许碏，传说中的唐朝神仙修炼家，自称高阳（在今河北省）人。

【功法】以身站立，用两手托天，眼向地，深呼吸九次。

【效用】治肚鼓胀，遍身疼痛。

29. 蓝采和行歌城市

【渊源】蓝采和，传说中八仙之一。(《续仙传》)

【功法】采用站姿，如左边气脉不通，左手上举，意在左边，深呼吸九次；如右边气脉不通，右手上举，意在右边，深呼吸九次。

【效用】治气不通。

30. 陵阳子明垂钓

【渊源】陵阳子明，古代传说中的仙人。(《列仙传》)

【功法】坐姿，舒展两脚，两手向前，和两脚一起徐徐来往屈伸，深呼吸十九次。

【效用】治痹伸筋。

31. 邬通微静坐默持

【渊源】邬通微，古代传说中的仙道中人。

【功法】两手按膝，闭息存想，深呼吸四十九次。

【效用】通融气血，治久病黄肿。

32. 子英捕鱼

【渊源】子英，古代传说中的神仙。(《续仙传》)

【功法】两臂交叉，两腿交叉，以腰为轴，左右旋转，并深呼吸十二次。

【效用】治血脉不和。

33. 陈希夷熟睡华山

【渊源】陈希夷，即陈抟老祖，传说为五代宋初仙道中人。著有《无极图》《先天图》《指立篇》。

【功法】头枕右手，左拳在腹，上下往来擦摩，右腿在下微卷，左腿压右腿在其下，存想调息匀睡，深呼吸十二次。

【效用】治肺痨。

34. 戚逍遥独坐

【渊源】戚氏，道名逍遥，古代传说中的女仙，冀州南宫人。《续仙传》

【功法】以身端坐，用两手摩两胁和不适之处，深呼吸三十二次。

【效用】治久疖。

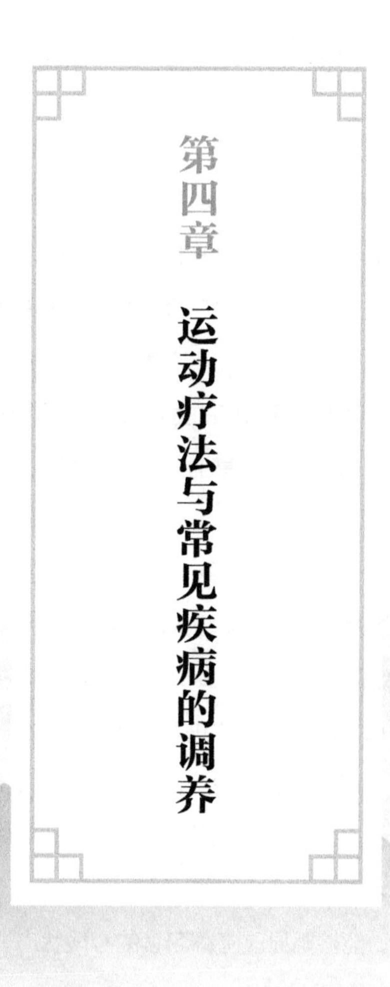

第四章 运动疗法与常见疾病的调养

第一节

高血压的运动疗法

原发性高血压作为我国的常见病及多发病，主要与家族遗传，日常的高盐饮食习惯，吸烟、饮酒等不良生活习惯，以及精神压力等有关。高血压是心、脑、肾、血管疾病的常见危险因素。其特点为“三高三低”：发病率高、致死率高、死亡率高、知晓率低、服药率低、控制率低。目前高血压的主要治疗方法是以药物治疗为主，但长期服用降压药会严重降低患者的生活质量。目前研究表明，除药物治疗以外，科学及个性化运动，已成为治疗高血压的“福音”，可以有效地降低血压，控制血压。

说到运动，我们的第一印象常常是跑步、打球、游泳等青年人喜欢的运动，因为这些运动有激情，有挑战性，符合年轻人的性格。但是稍剧烈的运动对于一些年龄偏大的人群，会有一定的危险因素。此时，传统养生功法会成为最好的选择，传统养生功法经过人们千百年的习练、改进及应用后，得到一致认可，且广为流传，这些传统养生功法不仅适用于男女老少，而且安全性、实用性很高。有研究表明，太极拳、八段锦、易筋经、五禽戏对降压、稳压、调节机体均有明显的效果。更有学者对易筋经进行进一步研究显示，习练少林易筋经，可以有效缓解练习者焦虑、抑郁、慌乱等消极情绪，能够明显改善练习者的心境状态，从而提高对高血压治疗的效率，减少高血压患者的经济负担。

一、五禽戏在高血压中的运用

五禽戏，是我国东汉时期的名医华佗所创立的。五禽戏结合了阴阳、五行、藏象及气血等相关的中医理论，主要以运动四肢关节、脊柱、疏通经络及按摩脏腑为原则，以养生、防病和治病为主要目的，是一套保健强身、祛病延年的传统导引养生术。五禽戏的创立，开辟了后世导引养生术的先河，对我国乃至全世界传统保健养生功法具有重要的意义。

高血压在中医称为眩晕，主要症状为眼花或眼前发黑，头晕，严重的感觉自身或外界景物旋转。病因主要有外邪、情志、饮食、年龄、体质等。病机，虚者为气、血、精不足，髓海失养；实者为风、火、痰、清窍失宁。其主要证型有肝阳上亢证、肾精不足证等。

1. 肝阳上亢证

症状：眩晕、耳鸣，头目胀痛，口苦，失眠多梦，急躁易怒，遇烦则郁怒加重，甚者仆倒、肢麻震颤，舌红苔黄，脉弦或数。

证机概要：肝阳风火，上扰清窍。

治法：平肝潜阳，清火息风。

功法练习：练习虎戏数次，以微出汗为宜。虎戏练习要点参见第二章第二节二中虎戏部分。

功法作用与涵义：参见第二章第二节三中虎戏部分。

2. 肾精不足证

症状：眩晕日久不愈，腰酸膝软，精神萎靡，多梦少寐，健忘，两目干涩，视力减退；或遗精滑泄，耳鸣齿摇；或颧红咽干，五心烦热，舌红少苔，脉细数；或面色皓白，形寒肢冷，舌淡嫩，苔白，脉弱尺甚。

证机概要：肾精不足，髓海空虚，脑失所养。

治法：滋养肝肾，益精填髓。

功法练习：练习鹿戏数次，以微出汗为宜。虎戏练习要点参见第二章第二节二中鹿戏部分。

功法作用与涵义：参见第二章第二节三中鹿戏部分。

二、八段锦在高血压中的运用

高血压患者可练习八段锦中的五劳七伤往后瞧。对于肝血、气力不足的高血压患者则可练习攒拳怒目增气力。（具体练习要点及作用参见第二章第五节二、三中相应部分。）

三、现代运动疗法对高血压的作用

1982年，已经开始报道运动疗法对高血压的作用，对运动治疗高血压已有充足的证据。通过运动治疗高血压的方法主要有有氧运动、力量锻炼、循环抗组训练及放松运动等。而有氧运动作为一个重要的运动疗法被广泛施行。有氧运动是全身性的运动，可以有效地调整自身的自主神经系统，改善心肺功能和血液循环。有氧运动相对简单，强度较低，国内外常见的运动项目主要有步行、慢跑、游泳、太极拳等。研究发现，这些有氧运动对血压正常及部分原发性高血压的患者都有作用。有些学者认为，间断性或短暂性等长运动训练也有降低血压的作用，但是减压效果会在停止训练后发生可逆性变化。而运动疗法的适宜的高血压人群为第1、2级，临界性高血压患者，部分稳定的3级高血压及伴有心血管危险因素的患者都应在监护下，在可以耐受的情况下运动。同时需要依从性高的患者，因为运动治疗需要长期坚持。

现代运动疗法虽然对治疗高血压有效，但是运动方式如果不健康，不合理，往往会起到相反的作用，所以高血压患者在运动锻炼中应该注意：①适当地用力，防止强度过大、过强，在运动过程中受外伤、憋气、用力等都会诱发心脑血管突发病变，所以锻炼时要量力而行。②运动需要日复一日地坚持，体内代谢和循环才会发生改变。同时，锻炼也需要选择科学合理的季节和时间。例如在春冬季节，上午的5 ~ 11点是心血管疾病的高发时段，尽量避免在过冷过热的时间段去锻炼。一天中最好的锻炼时间是下午4 ~ 5点，在这个时间段，体内分泌的去甲肾上腺素和肾上腺素不处于最高值。③运动疗法虽然可以起到降压的作用，但是依然需要结合药物治疗，血压才能保持在最佳状态，切记不能停止使用降压药。④除早期轻微高血压患者以外，其他高血压患者必须在专业的医务人员的指导下进行，为防止意外发生，运动场地周围必须配备抢救措施。⑤除了药物和运动治疗以外，患者还需有健康合理的生活习惯，在饮食方面，少吃含有高盐、高糖、高热量的食物，要保证有规律、充足的睡眠，同时戒烟戒酒，保持乐观向上的心态等。

1. 抗阻运动

力量训练，在高血压患者治疗中获得了一定的效果。研究显示，在确保安全的情况下，运动疗法中，高血压患者应加强力量方面的训练，也就是循环抗阻训练。

相关研究表明，加强循环抗阻运动训练，可有效调控舒张压，并且，对于严重的高血压患者而言，抗自身重力抗阻力运动非常必要，因为这可显著降低其静息血压。高血压患者在进行抗阻运动时，应以有氧运动为主，以循环抗阻训练为辅，从而获得最佳的运动疗效，积极有效地控制患者的病情。

2. 有氧运动

在运动方面，以中等强度、有氧代谢为主进行耐力运动，此为运动疗法的核心，也就是有氧运动。有氧运动以连续、低强度、时间长、有节奏等为特征，常见的有氧运动包括慢跑、快走、骑单车等。进行有氧运动，可以有效地改善高血压患者的心肺功能，有效地降低心脑血管病症的风险。相关研究表示，适量的有氧运动，还可以很好地改善患者呼吸功能及循环功能。

3. 呼吸运动

呼吸运动为自主呼吸、器械引导呼吸及音乐引导呼吸等相关训练。进行呼吸训练，不仅改善高血压患者的自主神经调节功能，还可以降低交感神经兴奋性，达到舒张周围小血管、降低血液所致的血管壁压力等目的，从而可获得较好的控制血压效果最高值。Meles认为，采用器械来引导中老年高血压患者的呼吸，每日训练15min，收缩压、舒张压均能明显降低。由此可以看出，中老年高血压患者采用家庭呼吸训练装置引导呼吸时，治疗效果较佳。

第二节

糖尿病的运动疗法

40年来，随着人口老龄化的上升及生活方式的转变，糖尿病患病率呈迅猛增长的趋势。研究显示，新诊断糖尿病23年累积死亡率为56%，比血糖正常者提前10年。糖耐量异常是指患者血糖介入正常人及糖尿病患者的中间状态，研究表明，约1/3的糖耐量异常患者在5 ~ 10年后会进展成为2型糖尿病。

中国一项针对生活方式是否能预防糖尿病的研究表示，生活方式干预组推荐患者增加日常活动量，每天进行至少20min的中等强度活动，生活方式干预6年，可使得以后14年的2型糖尿病累积发生风险下降43%。美国预防糖尿病计划（diabetes prevention program，DPP）研究显示，生活方式干预组中74%的患者可以坚持每周至少150min中等强度的运动，50%的患者体重减轻了7%；生活方式干预3年可使糖耐量异常进展为2型糖尿病的风险下降58%。因此，加强运动调护是治疗糖耐量异常的有效手段。

中医导引是传统医药文化宝库中的瑰宝，也被视为中医学宝库里的一颗明珠，是我国劳动人民在长期生产、生活和与疾病作斗争中形成的疾患防治、保健养生的经验总结，也是比较独特的一种兼具自我认知、诊断和疗愈的方法体系，主要包括太极拳、五禽戏、八段锦、易筋经等保健养生功法及其他项目。中医导引术与现代体育项目有所不同，其归属于一种非药物的特色疗法，中医导引术在秉承中医学整体观、脏腑经络、气血阴阳等中医经典理论的基础上，综合兼顾形神合一及康复养生理念，以自疗、自养的内应之法，应用于预防、治疗和康复的整个过程。中医导引术强调主动锻炼，不但要求习练者进行形体练习，还重视习练者的精神调治，从而激发习练者自身本体防病却病的能力，以求气血平和，达到疾患防治、保健养生和益寿延年的作用。

中医导引术在调治糖尿病方面疗效显著，不良反应较少，多项随机对照试验及系统研究表明，习练中医导引术能显著改善患者的糖、脂代谢等，在心脑血管事件预防方面具有积极的意义，但由于有些医院及社区对中医导引术的认知及推广力度不够，医护人员及患者对中医导引术的认知及需求有限。中医导引这样非药物治疗手段及其“简、便、验、廉”的优势应得到该有的重视及有效的推广。

一、五禽戏在糖尿病中的运用

1. 肺热津伤证

症状：口渴多饮，口舌干燥，尿频量多，烦热多汗，舌边尖红，苔薄黄，脉洪数。

证机概要：肺脏燥热，津液失布。

治法：清热润肺，生津止渴。

功法练习：练习鸟戏数次，以微出汗为宜。鸟戏的练习要点参见第二章第二节二中鸟戏部分。

功法的作用内涵：参见第二章第二节三中鸟戏部分。

2. 肾阴亏虚证

症状：尿频量多，混浊如脂膏，或有尿甜，腰膝酸软，头晕耳鸣，口干舌燥，皮肤干燥、瘙痒等，舌红苔少，脉细数。

证机概要：肾阴亏虚，肾失固摄。

治法：滋阴固肾。

功法练习：练习鹿戏数次，以微出汗为宜。鹿戏练习要点参见第二章第二节二中鹿戏部分。

功法作用与涵义：参见第二章第二节三中鹿戏部分。

二、八段锦在糖尿病中的运用

八段锦中“两手托天理三焦”和“左右开弓似射雕”对糖尿病的防治有益，具体动作要点及作用参见第二章第五节二、三中的相应部分。

三、现代运动疗法对糖尿病的作用

目前针对糖尿病公认的运动疗法主要为对躯干、四肢的有氧运动。而对于2型糖尿病患者来说，最好的运动疗法是阻抗训练配合有氧训练。但是在运动中要注意以下几个方面。①因为糖尿病与饮食相关，所以想要通过运动辅助药物治疗，必须严格控制饮食，才能起到较好的效果。②对于采用运动治疗的糖尿病患者来说，并非所有症状都适合，一些症状比较严重而且合并有急性感染抑或者心脏功能不好的患者，是严格禁止参与运动治疗的。③运动治疗方案因人而异，运动治疗之前，医务人员必须对患者进行科学合理的个体化设计，且治疗过程中不能急于求成，患者需要坚持长期配合医师。患者在治疗过程中需定期检测血糖、血压、体重，而且需要有人陪同。④有合并视网膜病变的患者，在锻炼中需谨慎，防止眼部外伤，避免做易使眼压升高的动作。⑤活动的肌肉不能注射胰岛素，所以，接受运动疗法的患者，最好在腹部注射胰岛素。⑥有糖尿病足及有明显酮症的患者禁用运动疗法。

第三节

高血脂的运动疗法

血脂是人体中一种重要的物质，但是不能超过一定的量。如果膳食不平衡，摄入过多的高脂、高热量食物，会使血液中胆固醇水平过高，进而引发高血脂。高脂血症“两高一低”，两高分别指的是患者血液中的甘油三酯（TG）高和总胆固醇（TC）高，一低指的是高密度脂蛋白胆固醇（HDL-C）低，高脂血症是一种全身性的隐匿性疾病。患者周身动脉粥样硬化，进而会引发心肌梗死、心脏性猝死等一系列并发症。因为脂血症具有隐匿性，在发病初期患者没有什么症状表现，往往会被大家忽视，当疾病加重，有症状出现时，患者才会注意到病情的危害，所以在生活当中，定期体检是很重要的，对于病症要做到早发现早治疗。运动对机体的脂质代谢具有积极的影响，能提高脂蛋白脂酶的活性，加速脂质的运转、分解和排泄。高脂血症患者加强运动锻炼是积极的防治措施。一般来说，患有高脂血症而无其他并发症者应保持中等强度运动量，对合并有轻度高血压、肥胖、糖尿病和无症状性冠心病等疾病者应自行掌握，以锻炼时不发生明显的身体不适为原则，必要时应在医疗监护下进行。

一、五禽戏在高血脂中的运用

经常习练五禽戏对防治心脑血管疾病，改善血液循环有一定的效果。习练五禽戏时整个运动为意识下的运动，通过调节气息节奏，能够促进周身血液循环，改善机体的供氧功能，增强心脏收缩扩张力，促进微循环和大循环、小循环的供血功能。相关的研究已表明，常习练五禽戏能够起到良好的调节血脂异常作用，并可降低高甘油三酯血症患者细胞黏附分子水平。如猿戏主心，猿提时手臂夹于胸前，收腋，上肢的内侧为心经循行部位，通过练习猿提动作可以使心经血脉通畅；猿摘时对心经循行部位也有较好的锻炼作用，加之上肢大幅度地运动，可以对胸廓起到按摩作用，对心脏泵血功能起到积极的作用。心主血脉，常练猿戏，亦可改善心慌、心悸、失眠等症状。猿戏练习要点参见第二章第二节二中猿戏部分。

二、八段锦在高血脂中的运用

八段锦作为一种简单易学的运动，不但可以调心、调息、调形，改善气血运行，调节脏腑功能，还符合现代倡导的低强度、长时间有氧运动的特点。八段锦通过意、气、形并重的原则，调气养神，扶正祛邪，促进脾胃运化功能，使水湿运化有常，并能够调节人体气机，气行则血行，神定则发，充分调动人体内在潜能，从而强身益气，调畅气血，提高机体对物质的吸收、代谢、转化和排出的能力。

八段锦每节中的动作，如伸展、摇摆、前俯后仰等动作，分别作用于人体的三焦、肾腰及心肺脾胃等部位和器官，都是针对一定的脏腑或病症的保健与治疗。八段锦既可以调理经络脏腑、活血行气，又能柔筋健骨、养气壮力，运动量恰到好处，既能强健身心，还可以防治心火亢盛、五劳七伤，亦有助于治疗高脂血症。八段锦的练习要点参见第二章第五节二中的内容。

三、现代运动疗法对高血脂的作用

高脂血症在我国有着数量庞大的患者群体。近些年临床上的高脂血症的患者数量在明显增加。运动疗法作为调整血脂的一种关键治疗方法，能够有效调节脂质的新陈代谢，可以把患者血清中的甘油三酯数值降到正常水平，提升高密度脂蛋白胆固醇的水平。这对预防和治疗高血脂有着重大意义。

运动疗法应采取循序渐进的方式，不应操之过急，超出自己的适应能力，加重心脏负担。运动量的大小以不发生主观症状如心悸、呼吸困难或者心绞痛、胸闷等为原则。运动疗法必须要有足够的运动量并持之以恒。轻微而短暂的运动对高脂血症患者不能达到治疗目的。运动方式则要强调呼吸运动，例如轻快的散步、慢跑、游泳、骑自行车和打网球等。这些有氧运动方式会对心肺系统产生一定的压力，从而改善心肺的健康状况，同时能预防高脂血症。运动强度和持续时间应在运动数周后逐渐增加。

第四节

颈椎病的运动疗法

有关调查显示，中国颈椎病患者已达5000万人，每年新增颈椎病患者大约1百万人，颈椎病将逐渐成为威胁我国人口健康的主要疾病之一。据估计，中国神经根型颈椎病患者占全球患者的60%～70%。

颈椎病在医学中又被称作颈椎综合征，是一种以退行性病理改变为基础的疾患。轻者头、颈、肩臂麻木疼痛，重者可致肢体酸软无力，甚至大小便失禁、瘫痪。病变累及椎动脉及交感神经时则可出现头晕、心慌等相应的临床表现。中医认为，颈椎病与年龄及气血盛衰、筋骨强弱有关。严培军指出，椎动脉型颈椎病的病因病机归纳起来，不外“风、火、痰、虚、瘀”几个方面。其病变多与心、肝、脾、肾四脏相关。肝肾阴虚，肝风内动上扰清窍；脾虚生痰，痰湿阻滞；心脾亏虚，血虚不能上荣；肾精不足，脑髓失充；血脉瘀滞等都可能导致本病的发生。

目前颈椎病的治疗多采用保守治疗，常用治疗方法有中药治疗、针刺治疗、针刀疗法、推拿治疗、刮痧拔罐、悬吊治疗及热疗外敷等，但由于不注意纠正不良姿势、劳累或感受外邪，颈椎病常易反复发作。相对于现有常用的治疗手段，中医导引术强调主动锻炼，通过肢体动作、呼吸吐纳、心理调节达到强身健体、疏通经络、调摄精神的目的。

一、五禽戏在颈椎病中的运用

现代临床研究表明，五禽戏运动疗法对颈椎病（脊髓型除外）的治疗具有独特优势：滑利关节、松解粘连、缓解肌肉痉挛、增强肌力、改善软组织柔韧性和弹性、增加骨的强度和韧性、提高颈椎稳定性等。

从中医上讲，颈椎病是肝肾亏虚所致，肝主筋，肾主骨，肝肾不足，则筋骨失于滋养，不荣则痛。虎戏，在中医五行中属木，对应肝脏，肝主藏血，在体合筋。

鹿戏，在中医五行中属水，对应肾脏，肾主纳气，在体合骨。结合中医辨证，在练习五禽戏时，着重习练虎戏与鹿戏数次，以微出汗为宜。具体练习要点及作用内涵参见第二章第二节二、三中相应部分。

二、易筋经在颈椎病中的运用

有临床研究表明，通过练习易筋经第七式“九鬼拔马刀势”能够改善神经根型颈椎病患者血流变水平，从而有效促进锻炼部位肌肉、肌腱、韧带等软组织的血液循环，解除对神经感觉纤维的卡压，缓解肌肉的紧张度，增强颈部肌肉韧带力量和脊柱的稳定性。另外练习易筋经第三式“掌托天门势”能改善颈椎软组织生物力学环境，使颈部肌肉紧张牵拉的状态得到缓解，从而提高其治愈率、减少其复发率。易筋经第三第七式的练习要点及具体作用、涵义参见第二章第四节二、三中的相应内容。

三、八段锦在颈椎病中的运用

八段锦中“两手托天理三焦”和“五劳七伤往后瞧”对颈椎病的防治有益，具体动作要点及作用内涵参见第二章第五节二、三中的相应部分。

四、现代运动疗法在颈椎病的运用

运动疗法是治疗颈椎病的非手术疗法中不可或缺的一种方式。包括传统运动疗法及现代运动疗法。

颈椎椎间盘退变和增生是一种病理改变，运动疗法主要治疗目标是消除症状、体征，恢复正常生理功能，并不能从根本消除椎间盘退行性病变和增生。中医讲究治病先治人，所谓三分治疗，七分养。因此树立患者信心是极其关键的一步，力求患者积极配合，坚持足够疗程，避免急功近利的想法。多项临床实验表明，运动疗法对神经根型颈椎病有很好的效果。椎动脉型颈椎病患者在开始运动时应谨慎，运动量不宜太大，防止发生眩晕，运动量应由小到大，循序渐进，使颈椎逐步适应，避免发生不良反应。运动疗法不限制场地、时间，不需要专业设备，只要选择适合自己的方法，持之以恒，其效果可靠，无副作用，是治疗颈椎病的良好选择。

颈椎保健操可矫正不良姿势，缓解肌肉痉挛、改善局部血液循环、恢复颈椎生理曲度，从而减轻神经根和脊髓受到的压迫。具体动作如下。

（1）准备　站或端坐，两脚分开与肩同宽，两臂自然下垂，全身放松，两眼平视，均匀呼吸。

（2）双掌擦颈　十指交叉贴于后颈部，转动颈部，左右来回摩擦，每组100次。

（3）左顾右盼　先向左再向右缓慢转动头部，幅度不宜过大，以不出现不适感为度，每组30次。

（4）拔伸牵引　收颔，尽力向上伸颈，保持5秒后放松，每组10次。

（5）旋肩舒颈　双手分别置于两侧肩部，掌心向下，两臂先由后向前旋转30次，再由前向后旋转30次。

（6）头手相抗　双手交叉紧贴后颈部，用力向前扳，头部则用力向后顶，互相抵抗5次，每次持续5s。

（7）双手托天　双手上举过头，掌心向上，抬头仰视手背5s。

（8）收操　以上动作依次进行，每日1次。

第五节

腰椎退行性病变的运动疗法

一、定义

腰椎退行性病变是腰椎自然老化的一种表现。腰椎长时间受力，无时无刻不在承受人体的重力负担，这样的负担对腰椎的椎间盘、关节突关节以及周围的韧带软骨结构都是一种损害，随着年龄的增大还会加快腰椎的退变，导致腰部活动受限、腰腿痛、坐骨神经痛等一系列临床症状，严重影响人们的生活生存质量。腰椎的退变主要有三大表现：腰椎间盘突出、腰椎管狭窄和腰椎滑脱。

老年慢性腰痛疾患，常与腰椎退行性病变有关。这种内因存在，往往通过劳损、扭伤等诱因，关节与软组织功能活动发生紊乱，致气血凝滞或水肿，即形成腰痛或腰腿痛。脊柱骨节的退变导致组织结构的平衡失调，造成腰酸背痛，并影响到功能活动。腰椎是脊柱的组成部分，《黄帝内经》所述的节数与长度和现代解剖基本符合，说明了中医对脊柱结构很早已有相当认识。大而广者承受应力较大，故在下。小而狭者承受应力较小，故在上。上面易扭，下面易损，为我们提供了病理依据。

脊柱有支撑人体、保护内脏的功用。脊柱更属全身之干，在整体运动中腰部强弱至关重要。故腰者，实为一身之要也。

二、病因

1. 腰椎间盘纤维环的退变

腰椎间盘主要有两部分组成，纤维环和髓核，同时腰椎间盘也像一个弹簧垫一样承受重力、缓冲重力、吸收震荡。其中纤维环包裹在髓核的外面，起到固定髓核，承受腰椎对髓核挤压产生的向外扩张力，因此，强韧的纤维环就能保证髓核不漏出来。但是纤维环是一个结缔组织，血供较差，一旦损伤就非常难以修复，而且纤维环的组织结构呈大约45° 交叉，当人体旋转时就容易出现损伤，这样也提示我们最好不要过多地做腰部扭转动作，所以呼啦圈这项运动建议大家不要长时间大量地去做。椎间盘从20岁就开始出现退变，研究发现20 ~ 30岁纤维环就可能出现裂痕，30岁以上就会出现变性，失去原来的结构和功能，当腰椎忽然承受一个巨大或者瞬间爆发力时就可能无法包裹住髓核而造成椎间盘突出，引起一系列症状。

2. 椎间盘髓核的退变

椎间盘髓核是一种富有弹性的胶状物质，可随外界压力改变其位置和形状。髓核中大部分为水分，其含水量在20岁左右达到峰值，随后可随年龄的增长而减少。纤维环和软骨板将髓核固定，使整个椎间盘似一个水袋，髓核在其中滚动，将所受压力均匀地传递到纤维环和椎体软骨板。髓核一方面承担上下椎体之间的压力，保持二者之间的一定距离，另一方面在承受突然外力的情况下，起吸收振荡作用。腰椎运动时。髓核起类似轴承的作用。因此随着年龄的增大及腰椎负荷的增加，髓核逐渐脱水，弹性减弱，甚至出现气化现象。

3. 软骨板的退变

软骨板即椎体的上下软骨面，作为髓核的上下界与相邻椎体分开。软骨板的大小和形状与上下相连的椎体相当。透明软骨板与椎体高度的增长有关，有防止髓核突入椎体松质骨的作用，若软骨板破坏，髓核可以突入椎体，在影像上可以形成许莫结节。椎体上下无血管的软骨板如同其他关节的关节软骨，可以缓冲压力、保护椎体，防止椎体遭受压力，只要软骨板保持完整，椎体不会因压力而发生吸收现象。软骨板还可视作半渗透膜，在渗透压作用下，水分可以扩散至无血管的椎间盘。但随年龄的增长软骨板逐渐变薄、钙化和不完整，并产生囊性变和软骨细胞坏死，而且软骨终板不可再生修复，使髓核内体液无法交换，加速腰椎间盘退变。

4. 腰椎椎体的退行性变

椎体是主要负重部分，位于椎骨的前方中部，呈短圆柱状。腰椎椎体较粗厚，在持续性不正常应力刺激下，椎体边缘会产生骨赘并沿应力方向走形。骨赘的产生是一种自我保护机制，可增强椎体间的稳定性，但骨赘的方向如果凸向椎管或椎间孔就会造成神经根及硬膜囊受压，从而出现临床症状。

5. 腰椎小关节的退行性变

椎间盘和小关节构成一个椎体间三角形的稳定结构，研究表明关节突在腰椎后伸时负荷最大，约为总负荷量的30%，前屈时伴旋转动作，其负荷量也很大。当椎间盘退变或者小关节退变时，椎体间隙变窄，椎间孔狭窄，压迫神经根而出现症状。

6. 黄韧带的退行性变

黄韧带呈节段性分布，位于相邻两椎弓板之间，起自上位椎板前面的中部，向下止于下位椎板的上线及其后面。黄韧带富有弹性，外观呈黄色，参与组成椎管后壁，正常厚度为2 ~ 4mm，附着点易出现骨化。在发生退变和损伤后，黄韧带增厚可达6 ~ 8mm，引起椎管狭窄，造成脊髓或神经根受压，产生继发性椎管狭窄。

7. 其他韧带的退变

椎体前、后纵韧带对稳定腰椎有重要作用，退变时可出现增生、肥厚或者钙化，限制椎体的活动。

8. 骨质增生

骨质增生来源于应力刺激导致的钙沉积，是机体的一种自我保护机制。例如椎间盘突出后椎间隙狭窄，造成椎间小关节负重增加，椎间小关节为了能承受更多的自身负荷，刺激关节骨皮质增厚，关节边缘骨质增生；同理在腰椎失稳的情况下，椎体自身为了加强稳定性，也会在椎体源骨质增生产生骨赘。

9. 退行性椎管狭窄

椎管狭窄按病因可分为先天性和继发性。椎管狭窄是指椎管固有的空间被其他增生肥厚的突出物占据，导致走形其中的脊髓、神经根受压，引起神经压迫症状或马尾综合征等。椎管由椎间盘、纤维环、关节突和韧带等围绕而成，当它们发生退变时，均有可能压迫椎管而致椎管的管径变小继而造成狭窄。

三、临床表现

1. 腰痛以及腰椎支撑功能下降

本类症状多由椎间盘的退变、小关节增生、腰椎侧弯、腰椎滑脱等原因引起，疼痛的部位主要在下腰部和腰骶部。疼痛的性质初为钝痛，疼痛部位较深，定位不够准确，是一种局限性或较广泛的疼痛。特征是久站久坐及劳累后加重，卧床休息后减轻。

2. 下肢疼痛麻木，间歇性跛行

下肢疼痛麻木主要是神经根受压症状，当椎间盘突出、关节突关节骨质增生、黄韧带肥厚等因素挤压神经时，会出现神经根水肿缺血，引起沿神经根分布区的疼痛麻木，压迫坐骨神经时表现为臀部、大腿后侧、小腿外侧及足部疼痛麻木；当压迫股神经时表现为大腿前侧小腿内侧疼痛麻木。间歇性跛行的典型表现为步行一段时间后出现下肢疼痛，休息一段时间后症状可缓解，但继续步行一段距离，症状反复。主要原因是椎管狭窄导致椎管内静脉回流受阻，活动过程血液循环加快，静脉回流受阻，造成血液在椎管内堆积，加重椎管狭窄症状，当休息后瘀滞的血液循环开后，椎管狭窄症状得到缓解，下肢疼痛症状缓解。

3. 大小便和性功能障碍

本类症状的产生主要是腰椎退变导致马尾神经受压，可有大小便失禁、性功能减退等临床表现。男性小便问题有时难以与前列腺增生相鉴别，但腰椎退变导致的小便问题多伴随腰部症状及椎间盘突出等影像学改变。

四、中医证型

（1）血瘀证　腰腿痛如针刺，痛有定处，日轻夜重，腰部板硬，俯仰旋转受限，痛处拒按。舌质暗紫或有瘀斑，脉弦紧或涩。

（2）寒湿证　腰腿冷痛重着，转侧不利，静卧痛不减，受寒及阴雨天加重，肢体发凉。舌质淡，苔白或腻，脉沉紧或濡缓。

（3）湿热证　腰部疼痛，腿软无力，痛处伴有热感，遇热或雨天痛增，活动后痛减，恶热口渴，小便短赤。苔黄腻，脉濡数或弦数。

（4）肝肾亏虚　腰酸痛，腿膝乏力，劳累更甚，卧则减轻。偏阳虚者面色㿠白，手足不温，少气懒言，腰腿发凉，或有阳痿、早泄，妇女带下清稀，舌质淡，脉沉细。偏阴虚者，咽干口渴，面色潮红，倦怠乏力，心烦失眠，多梦或有遗精，妇女带下色黄味臭，舌红少苔，脉弦细数。

五、治疗

腰椎退变可发生在整个生命过程中，但是并不是有退变就一定会有临床症状出现，这两者不是正相关的关系，所以要正视退变，不要过分担心。一旦出现临床症状，对症治疗即可。

腰痛的治疗方法有很多种，主要分为手术治疗和非手术治疗；据报道，85%的腰痛患者不需要手术治疗，因此这里主要介绍一下非手术疗法。非手术疗法包括中药治疗、针灸推拿、拔罐理疗、康复治疗及药物治疗。中药治疗以活血化瘀止痛为主；针灸推拿主要放松肌肉、疏通经络；拔罐理疗松解筋膜、祛寒除湿；康复治疗主要是功能锻炼、缓解疼痛；药物治疗主要是消炎止痛。

六、预防及运动疗法

腰椎退变既是能预防又是不能预防的。从生物力学及病理生理角度，如果人们避免不正常的应力刺激，避免受寒受湿导致的急性炎症反应，那么就不会出现腰部疼痛继发的退变。但是从另外一个角度，人们又是时时刻刻走向衰老的，从这个意义上说它是无法预防的。从积极的角度考虑出发，为了更好地提高生活质量，缓解疼痛，减轻腰部不适对生活造成的各种影响，人们应加强预防，主要避免以下几种情况。

（1）尽量减轻腰部负荷，避免过劳过累。

（2）顺应四时，避免风寒暑湿之邪侵袭人体。

（3）坐如钟，站如松，尽量避免过分扭曲腰椎。

同时为了更好地保护腰椎，笔者从康复医学的角度出发，总结了一些临床常用的康复锻炼方法。在实践过程中，又对其中的不足之处做出了改进，下面着重介绍锻炼方法、动作要领和适应证。

1. 腰部小燕飞

腰部小燕飞，相信大家对这个名词耳熟能详，因为凡是因为腰痛而去门诊就诊过的患者，医生都会建议去做小燕飞来锻炼腰肌，但具体怎么做，可能很多人都是一知半解。下面详细介绍一下腰部小燕飞。

小燕飞，从名字上来讲，就是一种模拟小燕子飞行时的一种动作，燕子飞行时头部和尾巴都是向上翘的，两个翅膀也是张开的。瑜伽动作里也有类似的动作，但是在人体上如何实现像燕子飞一样的动作，同时还能够锻炼腰背部肌肉呢？（如图4-1）

【俯卧式小燕飞】在硬床上或干净的硬质地板上，取俯卧位，脸部朝下，双臂以肩关节为支撑点，轻轻抬起，手臂向上的同时轻轻抬头，双肩向后向上收起。与此同时，双脚轻轻抬起，腰骶部肌肉收缩，尽量让肋骨和腹部支撑身体，持续3 ~ 5s，然后放松肌肉，四肢和头部回归原位休息3 ~ 5s再做。

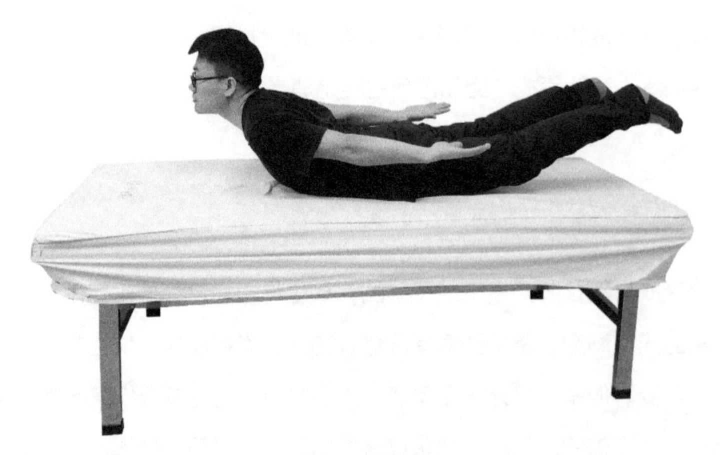

图4-1 小燕飞

【动作要领】腰部两侧竖脊肌要主动收缩到最大程度，在最大限度的位置坚持3 ~ 5s，待腰部出现酸胀感时可缓慢放下放松，不要1s一个以追求速度，那样不仅起不到锻炼腰椎的目的，反而会加重腰部的退变。

【适应证】腰肌劳损、腰背部肌筋膜炎、腰椎间盘突出症、腰椎峡部裂、轻度腰椎滑脱、腰椎术后等。注意是在上述疾病的无症状期练习，当在有腰部症状的时候练习，症状会越练越重，反而适得其反。每天可做30 ~ 50下。可分为2 ~ 3次，坚持6个月以上。腰椎术后患者最好是作为终身锻炼项目。刚开始时，可先做5 ~ 10下，在能承受的基础上，呈阶梯状递增，逐渐增加，贵在坚持。

2. 五点支撑法及三点支撑法

五点支撑法是比较常用也比较简单的锻炼腰背部肌肉的方法，主要做法就是仰卧位屈膝屈髋，以足跟、双肘、头部当支点，抬起骨盆，尽量把腹部与膝关节抬平，然后缓慢放下，一起一落为一个动作。但是这种动作存在的一个弊端就是颈肩部疼痛的患者会因此而加重病情，头部当支点就会承受身体很大一部分重量，这样不仅加速颈椎的退变，还会造成肩背部肌肉紧张症状加重。方法是好方法，但是没有正确的锻炼姿势也不能够很好地为大家服务。经过长期的临床实践，笔者总结出一套新的锻炼方法，三点支撑法，也是在仰卧位的条件下，屈膝后以足跟为支点，抬高臀部，但是尽量保持两个肩胛骨紧贴床面，不要离开床面，这样就避免力量向上传导到颈肩出现颈肩部疼痛，同时要保证力量要集中发在腰部，让膝盖、骨盆、前胸呈现在同一个斜面上，这才是标准的三点支撑姿势。（如图4-2）

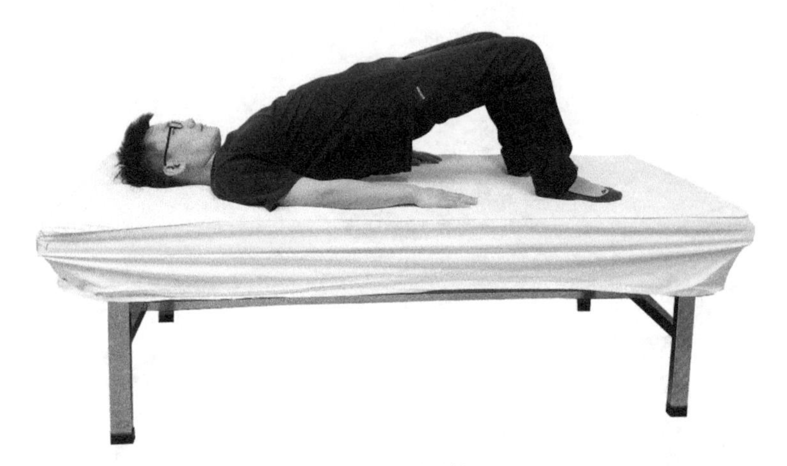

图4-2　三点支撑

腰部的肌肉也有很多，如竖脊肌、腰方肌、多裂肌、回旋肌，其实我们这个姿势主要锻炼的是腰部的深层肌肉，多裂肌和回旋肌，这种锻炼方式主要针对腰背部深层肌肉疼痛，疼痛范围在脊柱两侧关节突关节附近。

3. 抱膝滚床锻炼法

抱膝滚床锻炼法从名字上就能大概猜出如何操作的，确实也比较简单，首先取仰卧位的姿势，屈髋屈膝，保证膝盖尽量贴合胸壁，双手十字交叉环抱膝盖，此时两足是离开床面的，微微屈曲头部，此时颈部胸锁乳突肌要发力，保证颈椎的稳定性，避免滚床时的来回摆动造成颈部损伤。姿势摆好后，自身主动发力，沿着身体纵轴这条直线来回晃动身体，循序渐进地扩大晃动的幅度，这个动作的主要目的在于拉开腰椎后侧的深筋膜以及加大椎体之间的间隙，同时能够增大椎体后侧关节突关节的间隙。依靠身体重力来回滚动的过程中，所有椎体都有一定的趋同作用，所谓的趋同作用就是趋于相同的序列，这种方式对于腰椎滑脱患者的恢复具有重要意义。因此抱膝滚床法主要可以运用在腰骶部疼痛、腰椎滑脱症、腰椎小关节退变等疾病上。

患者可以主动抱膝滚床，同时也可以有另外一个人来辅助患者抱膝滚床，就像推一个石磙一样，左右来回推，找到方法和节点就能很轻松地完成。（如图4-3）

有沿着身体纵轴的抱膝滚床，也有沿着身体横轴的抱膝滚床，练习后者，多数人需要另外一人辅助，可以平衡左右两侧腰部的肌肉力量，适用于两侧肌肉力量不均衡的患者。

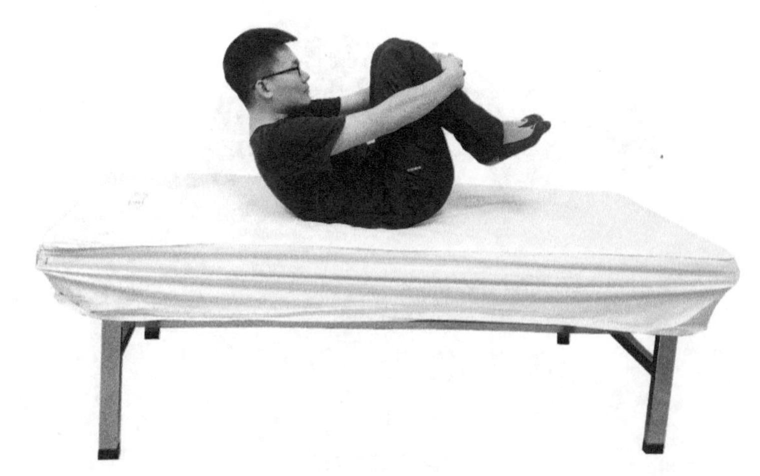

图4-3　抱膝滚床

每天可以锻炼20min，3 ~ 5min为一组，若用力不当，锻炼后会出现颈部胸锁乳突肌的酸痛，一般两三天即可缓解，注意一定要在颈部屈曲状态下保持颈椎胸部是一个整体，避免颈部来回摆动。

4. 腰部拉伸法

（1）站立位，双脚与肩同宽，抬头挺胸，一手叉腰，另外一只手上举，同时身体向叉腰侧侧曲，主要目的在于拉伸腰部侧方肌肉，主要有腰方肌、腹内外斜肌、腹横肌等。（如图4-4）

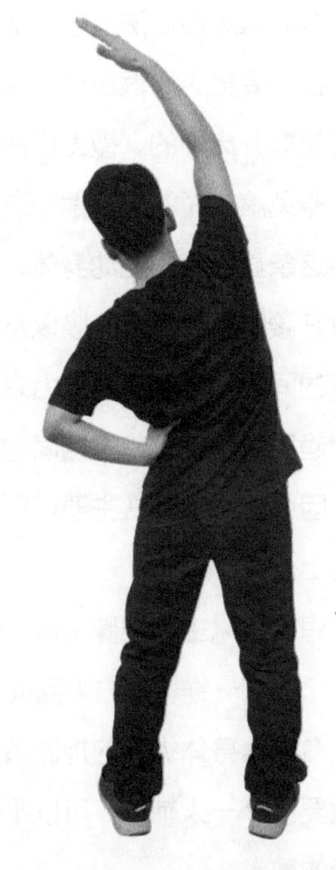

图4-4　腰部拉伸

（2）站立位，弯腰俯身用双手触碰足尖，保持膝盖绷直状态，用于拉伸腰部、下肢后侧肌肉，有助于放松全身。（如图4-5）

（3）弓步体位，上半身保持直立状态，一条腿保持屈髋屈膝，另外一条腿保持髋关节过伸和膝关节伸直、足踝微屈位，将上半身重量转移到过伸腿的髋部，用来拉伸腰大肌和髂腰肌。（如图4-6）

（4）仰卧位，屈髋屈膝，做卷腹运动，以胸椎离开床面5°～30°为运动范围，反复运动，90°的卷腹运动或者仰卧起坐运动对腰椎

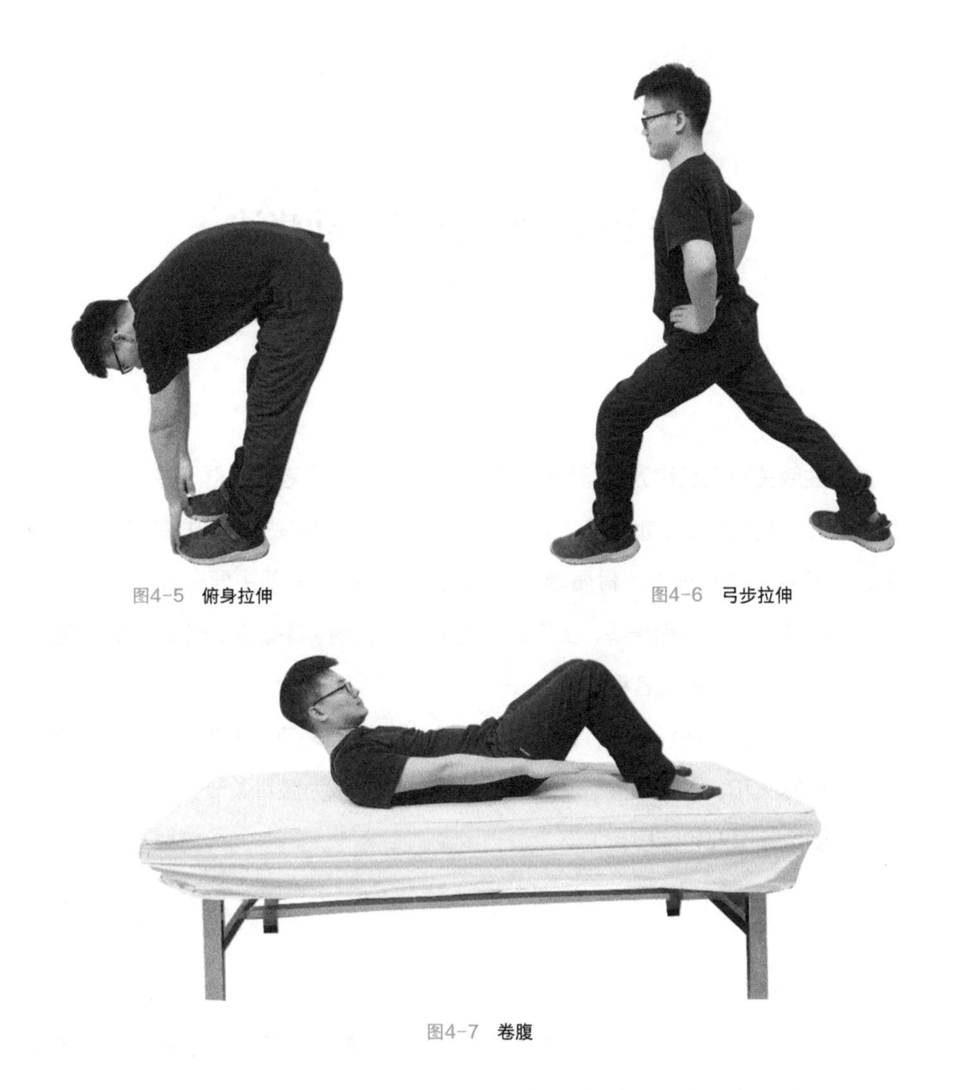

图4-5　俯身拉伸

图4-6　弓步拉伸

图4-7　卷腹

是一种损害，相当于在反复屈曲腰椎，并使其处于在腹部强大的牵拉力状态下，这样更容易造成腰椎椎间压力增大，加快退变。应该正确合理地做运动，保护腰椎。（如图4-7）

5. 腰椎自我牵引法

姿势同引体向上，但是不主动地将人体向上牵拉，而是保持双脚离开地面即可，这样依靠双下肢及骨盆的重力牵拉腰椎，拉大椎间隙和关节突关节间隙，这个动作对腰椎间盘突出压迫神经造成腰腿痛的患者效果较好。很多人引体向上无法保持长久，一般坚持5s即可，反复多次，循序渐进，慢慢延长悬吊时间，以一次半分钟为最终目标，每天不少于10次。

第六节

膝关节退行性病变的运动疗法

一、定义

退行性膝关节病又称为退行性膝骨关节炎，多见于中老年人群，是由不正常的姿势、膝关节长久负重增加、体重过大、受凉受寒导致的膝关节间隙变窄、半月板磨损、关节软骨磨损退变、骨质增生等病理改变，临床表现主要有膝关节红肿疼痛，晨起僵硬、活动后稍缓解，上下楼梯或受寒时加重，不能久行等。同时也能表现为膝关节肿胀、弹响或者积液等。

膝骨关节炎在中医学属于“痹证”范畴，由于筋骨失荣、气血亏损、风寒湿邪入侵导致筋脉失和、气滞血瘀、关节痹阻。祖国医学认为膝骨关节炎的发生同肝肾亏虚、感受风寒湿邪和劳损有关。

二、病因

退行性膝关节病的病因包含多种因素：外伤、慢性劳损、炎症侵袭、过度承重、受力失衡、骨质疏松、遗传因素、缺乏运动等等。

1. 膝关节外伤

膝关节外伤对于运动员比较常见，这也是由膝关节的解剖结构决定的，膝关节的受力主要来自前后左右四个方向，加上扭转力，膝关节前侧由股四头肌附着在髌骨上，向下移行为髌腱，止于胫骨粗隆，主要作用是在奔跑时限制股骨相对于胫骨的过度前移，类似一个制动装置，在急速奔跑需要急速停止时承受的压力最大，此时膝关节承受的重力相当于体重的4倍，以一个体重60kg的成年男子为例，膝盖承受力就在240kg左右，任何组织都不可避免地遭受损伤。膝关节两侧有内外侧副韧带，膝关节内有前后交叉韧带，当我们运动时由于体重过大惯性就会被放大，韧带结构的韧性不足以抵抗这种爆发力时就会损伤膝关节周围的韧带以及半月板等稳定装置。这种损伤在足球运动员或者篮球运动员身上比较常见。

2. 慢性劳损

慢性劳损也是膝关节退变的主要诱因，人体体重必然要通过膝关节向下传导，人们每天都要走路也必然要屈伸膝关节磨损软骨，慢性劳损就像人体自然的衰老一样，是无法避免的。虽然我们无法对抗衰老，但是可以减缓衰老的进程。像慢性劳损对膝关节的损伤一样，人们无法避免，但是可以减缓劳损的进程。膝关节也有自己的黄金岁月，15岁以前的膝关节正处于生长发育阶段，过度的疲劳会出现胫骨粗隆附近的生长痛，这是由于髌腱对于胫骨粗隆的持续性牵拉造成的，15 ~ 30岁，膝盖也迎来自己的真正的黄金期，此时膝关节发育成熟，关节软骨光洁圆滑，半月板弹性最大，此时如果没有外来刺激很少出现膝骨关节问题。这个阶段也要避免受寒受凉、过度爬山等运动。

3. 过度承重

随着社会的发展，人们的物质生活水平越来越高，肥胖的患者也越来越多，对于一个正常人，我们站立和走路时膝盖的负重大约是人身体的1 ~ 2倍，对于一个过度肥胖的患者，如果体重超过正常体重的2倍，那么膝盖磨损的程度就会加倍，30岁时候的膝盖可能就如同正常人50 ~ 60岁时的膝盖退变程度。

4. 受力失衡

很多老年膝痛患者，都会有膝关节变形的表现，而且很多人会有X型腿、O型腿、K型腿的先天发育畸形，这些都可以导致膝关节内外侧受力不均衡，力量的不均衡就可以加速一侧膝关节的退变，过早地出现骨质增生、膝关节间隙变窄等病理改变。

5. 骨质疏松

我国即将进入老龄化社会，膝关节疼痛的发病率也是逐年攀升，据统计，目前我国60岁以上膝痛发病率为50%，这就绕不开一个老年人骨质疏松的问题，女性较为常见，因为女性更年期雌激素水平的下降会导致人体骨质疏松，骨质疏松之后会降低骨骼的抗压能力，从而导致膝痛的发生。

6. 缺乏运动

现代工作及生活方式的改变，越来越多的人每周运动低于2h，更多喜欢宅在家里。只有应力的刺激才会造成钙沉积，让骨骼变得更加坚韧，而长时间不运动不仅会降低肌肉韧带的弹性，而且会更容易出现骨质疏松，当人体负荷忽然增加时就会出现膝痛等问题。

三、临床表现

退行性膝骨关节病在临床上比较常见，会给患者心理、生理造成严重伤害，主要的临床表现有关节疼痛、肿胀、晨起僵硬、关节畸形、活动时弹响、活动受限等症状。

1. 膝关节疼痛

关节间隙的狭窄、软骨的磨损、膝关节周围的滑囊炎等退变均可出现疼痛，最初可呈现轻至中度疼痛，随着病情的进展，可表现为持续性疼痛，疼痛的性质表现为刺痛、酸痛或撕裂样疼痛，从而使膝关节无法正常屈伸，蹲起困难。

2. 关节肿胀

由于关节软骨退变磨损，刺激滑膜分泌关节积液，导致膝关节肿胀，严重时可使膝关节皮肤发红、水肿，这是炎症急性期的一种表现。

3. 关节晨僵

这是典型的退变表现，膝关节退变后新陈代谢减慢。当人体活动时，血液循环流畅，能够很快代谢掉膝关节周围的代谢产物，当人体静止时，血液循环就会减慢，这在膝关节退变人群就会表现出明显的症状，晨起关节僵硬，活动后症状可稍缓解，一般不超过数分钟，极少超过半个小时，这种表现也呈缓慢进展，还可以伴随关节的弹响、关节交锁，甚至关节不稳。

4. 关节畸形

关节畸形多见于老年人，关节间隙变窄并骨质增生明显就会显得关节粗大，一些先天的膝关节畸形就会加重、加快这些症状的出现。

四、辅助检查

1. 实验室检查

血沉正常，胶乳试验（－），关节滑液为非炎性，淡黄清亮，黏度高，黏蛋白凝块试验好，白细胞一般不超过1000个，以单核细胞为主。

2. 骨关节X射线分级

0级：正常。

Ⅰ级：轻微，关节间隙狭窄。

Ⅱ级：轻微～中等，关节间隙狭窄，软骨下硬化，肥大性结节，侵蚀。

Ⅲ级：中等，关节间隙狭窄或不规则，软骨下硬化，肥大性结节，侵蚀。

Ⅳ级：中等～严重，关节间隙狭窄或不规则，软骨下硬化，肥大性结节，轻到中度侵蚀和/或囊变，偏位。

Ⅴ级：严重，关节间隙狭窄或不规则，软骨下硬化，肥大性结节，中到重度侵蚀和/或囊变，半脱位。

五、治疗

1. 药物治疗

药物治疗的首要目的是缓解疼痛，其次是阻止关节炎的进一步发展，根据药物作用方式，分为全身用药和局部用药。全身用药包括镇痛剂、非类固醇消炎药、非甾体抗炎药、维生素和软骨保护剂等。局部用药包括关节表面外用及关节腔内注射用药，前者主要是非甾体抗炎药，如扶他林乳胶、吲哚美辛药膏等，后者主要包括关节腔内的注射糖皮质激素及透明质酸盐，常用于关节剧痛或传统止痛药无效时。每周一次，五周为一个疗程。

2. 物理治疗

物理治疗的主要作用是扩张血管，改善局部血液循环，解除肌肉和血管的痉挛，消除血肿，减轻粘连，调节植物神经功能，促进神经和肌肉功能的恢复，常用的疗法有超短波疗法、低中频电刺激疗法、超声波疗法、脉冲磁疗法及光疗等。

3. 运动疗法

一般膝骨关节炎患者无需卧床休息，一旦出现关节肿胀，则应卧床休息，减少活动，必要时病变关节局部需短期固定，注意保持正确的姿势。

4. 关节镜下关节腔清理

当膝骨关节炎保守治疗无效或效果不佳时可以行关节镜下关节腔清理术。术后可根据病情应用关节腔注射玻璃酸钠治疗，延缓病情发展。

5. 人工关节置换术

对于骨关节炎的晚期患者，保守及关节镜手术无效，膝关节疼痛，活动受限，生活质量严重下降，可以积极采用人工关节置换。术前预防性给予抗生素，手术前半小时继续给予抗生素预防感染。术后开始下肢正规康复训练，12 ~ 24小时皮下注射0.4mL低分子肝素钙，用7 ~ 10天。抗生素应用3 ~ 5天，术后14天拆线。

六、运动疗法

1. 锻炼股四头肌

股四头肌位于大腿前方，是人体最大最有力的一块肌肉，由四块肌肉组成，具有使膝关节伸直和髋关节屈曲的作用，股四头肌在髌骨向下移行为髌腱，又叫髌韧带，对膝关节前侧的稳定性起到强有力的保护作用。研究表明，当膝盖疼痛时，尤其以髌骨周围疼痛明显时，在有氧情况下，有效地锻炼股四头肌的肌力，可以明显缓解膝关节的疼痛，作用效果类似于消炎止痛类药物。那么如何有效地锻炼股四头肌呢?

（1）股四头肌等长收缩锻炼（绷腿）

【方法步骤】

① 尽量平卧，保持膝关节伸直位，足背伸。

② 膝关节后方尽量贴近床面或者地面，主动收缩股四头肌，收缩时髌骨可被牵拉向髋关节方向，有轻微滑动。

③ 双膝可同时锻炼，也可分开锻炼。

【注意事项】

尽量保持足背伸、膝关节伸直状态，尽可能贴近地面，持续10s，然后放松。

（2）膝下垫枕伸膝锻炼

【方法步骤】

① 在膝关节后方垫枕，保持膝关节60° 屈曲状态。

② 缓慢伸直膝关节，使足跟抬离床面，抬起过程需要超过2s。

③ 在膝关节极度伸直位保持5s，然后缓慢放下，放下过程需要超过2s。

④ 保持髌骨和足趾竖直向上。

【注意事项】

踝关节绷直，缓慢伸直膝关节，在膝关节屈曲极限位维持5s左右，此时要绷紧大腿，然后缓慢放下。

（3）直腿抬高锻炼

【方法步骤】（如图4-8）

① 体位：仰卧位最佳。

② 抬高程度：与地面30° ~ 45°，不要过高。

③ 缓抬慢放。

④ 锻炼侧膝关节伸直，休息侧膝关节屈曲。

⑤ 膝关节伸直，踝关节绷紧背伸。

⑥ 踝关节屈曲在极限位。

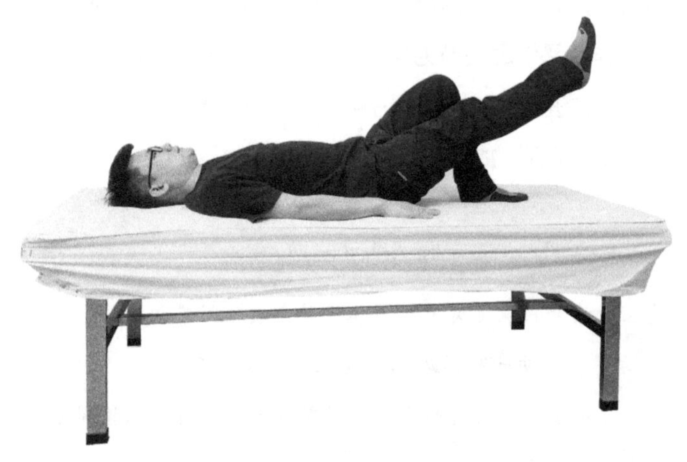

图4-8 直腿抬高锻炼

⑦ 膝关节缓慢伸直3s，30° 维持5s，锻炼侧腿缓慢落下过程3s。

【注意事项】

背伸踝关节，大腿肌肉绷紧，慢慢抬起慢慢落下。

（4）坐位伸膝锻炼

【方法步骤】（如图4-9）

① 膝关节伸直，踝关节背伸。

② 踝关节极度背伸。

③ 膝关节伸直过程4s。

④ 臀部及大腿与椅子接触处不分离。

⑤ 膝关节伸直位坚持5s。

⑥ 然后缓慢放下小腿，用时要超过4s。

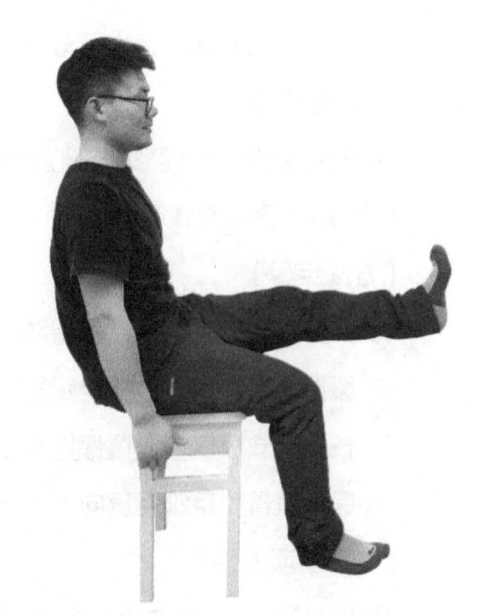

图4-9 坐位伸膝锻炼

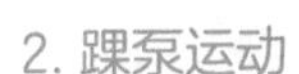

2. 踝泵运动

踝泵运动，顾名思义就是让踝关节像水泵一样，屈曲背伸时加速血液循环和淋巴回流，主要包括屈伸运动和绕环运动两种。

（1）屈身运动时，平卧位，下肢放松，膝关节不发力，踝关节缓慢地做跖屈运动做到极限位，类似于向上勾脚到不能再活动为止，在极限位坚持10s左右，然后做踝关节的背伸，想象自己用脚底踩墙，踩到极限，不能再活动为止，坚持10s左右，如此循环往复。主要目的是拉伸和放松小腿肌肉，改善下肢血液供应及回流。

（2）绕环动作就是以踝关节为中心，将踝关节四个动作（跖屈、内翻、背伸、外翻）融合在一起，进行环绕运动，分顺时针、逆时针两个方向，交替进行，这样也可以改善下肢血液循环，加速静脉回流。

膝关节的小知识

膝关节是人体最大的承重关节，人体重量都要经过膝关节传导给足部，同时也是最容易磨损的关节，步行及弹跳都主要依靠膝关节来完成。人体自身重量越大，膝关节的关节软骨承受的压力就越大，膝关节活动软骨相互摩擦时就更容易出现损伤，继而出现膝关节退变。

据研究表明，膝关节在不同姿势情况下的负重有很大不同，具体如下。

① 当人体平卧时，膝关节几乎不负重，所受压力为0。

② 当人体处于直立位或在平路行走时，膝关节负重为自身体重的1 ~ 2倍。

③ 当人体上下楼梯屈曲膝关节时，膝关节负重为自身体重的3 ~ 4倍。

④ 当人体跑步时，膝关节负重为自身体重的4倍。

⑤ 但人体膝关节弹跳时，膝关节负重为自身体重的6倍。

⑥ 当人体膝关节极度屈曲时，例如蹲或跪，膝关节负重为自身体重的8倍。

例如：一个体重60kg的人，在上下楼梯时，每迈出去一步，膝关节就要承受240kg的重量。

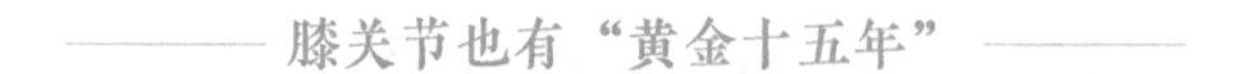

膝关节也有“黄金十五年”

15岁以前 此时人体处于生长发育阶段，膝关节也不例外，只不过这个时期会有生长痛出现，主要在胫骨粗隆处。

15 ~ 30岁 此时的人体处于高效能阶段，就像汽车发动机一样，过了磨合期就处于极佳燃点，这个时期的膝关节几乎不存在疲劳感，但是又是最容易受到外力伤害的阶段，因此要注意保护其不受外力伤害。

30 ~ 40岁 此时的人体是达到顶峰之后的平稳期，在30 ~ 40年的不停磨损下，膝关节内的润滑液分泌会逐渐减少，类似于汽车轴承的软骨也出现了轻度的磨损。这个时期膝关节正在逐渐变“脆”，软骨容易磨损、韧带容易拉伤、半月板容易撕裂、关节液时不时增多，这些都是膝关节发出的预警信号。在剧烈运动前要做好充足的拉伸，甚至佩戴专业的护具以保护支撑。不能再随心所欲地使用膝关节。

40 ~ 50岁 此时的膝关节正在逐渐出现不适。久行时，膝关节内侧容易出现酸痛，外用膏药或者轻柔按摩后症状能够得以缓解。这时在人体膝关节中充当缓冲弹簧垫的半月板也开始出现劳损，而且人体60%的体重都是由膝关节内侧支撑，因此内侧半月板的退变发生也比较早。半月板上神经分布较多，因此在退变过程中人们可以感受到酸痛。这个现象的到来提醒人们该开始保养关节了。

50岁以上 此时的膝关节软骨磨损较为严重，有些人早晨起床需要慢慢活动膝关节5 ~ 10min才能正常走动。这个时期一定要节约使用膝关节，避免剧烈活动，尤其是上下楼梯和爬山，必要时可以使用拐杖来减轻膝关节承受的压力。

参考文献

[1] 严振国. 正常人体解剖学（供中医药类. 中西医结合等专业用）［ M ］. 上海：上海科技出版社，2008.

[2] 常小荣，岳增辉，章薇. 人体经络穴位快速取穴养生图解［ M ］. 长沙：湖南科学技术出版社，2018.

[3] 陈地龙，范真. 人体解剖学［ M ］. 北京：中国中医药出版社，2018.

[4] 王平，杨金利. 腰椎间盘突出症治疗图谱［ M ］. 北京：人民军医出版社，2008.

[5] 朱立国，李金学. 脊柱骨伤科学［ M ］. 北京：人民卫生出版社，2015.

[6] 何庆华. 高血压运动疗法机制的研究进展[J]. 运动，2018，（ 18 ）：130-131.

[7] 邓天明. 运动疗法对高血压病患者心室重构的效果评价[J]. 现代临床医学，2017，43（ 05 ）：335-336，339.

[8] 杨晓雯，陈洋，刘梦雪，等. 传统运动疗法对高血压患者影响的临床研究进展[J]. 中医药临床杂志，2018，30（ 01 ）：156-158.

[9] 姚冰珂. 少林易筋经对高血压病患者心境干预效果研究[D]. 河南大学，2017.

[10] 李宽荣，李时荣，姚海霞. 运动治疗老年人高血压、糖尿病的研究进展[J]. 内蒙古医科大学学报，2019，41（ 02 ）：215-217.

[11] Whelton S P.Effect of Aerobic Exercise on Blood Pressure：A Metaanalysis of Randomized， Controlled Trials[J].Annals of Internal Medicine，2002，136（ 7 ）：493-503.

[12]《国外医学・物理医学与康复学分册》第25卷主题索引［ J ］. 国外医学（物理医学与康复学册），2005（ 04 ）：199-200.

[13] 王建平，张丽，马祖长，等. 原发性高血压运动疗法的研究进展[J]. 实用心脑肺血管病杂志，2015，23（ 04 ）：1-4.

[14] 张乐，娇玮，刘涛. 原发性高血压运动疗法的研究进展[J]. 邯郸学院学报，2007（ 03 ）：100-103.

[15] 姚亚娟，朱琳. 原发性高血压运动干预的研究进展[J]. 当代体育科技，2017，7（ 13 ）：22-25.

[16] 李霞. 原发性高血压运动疗法的研究进展[J]. 现代医学与健康研究电子杂志，2018，2（ 11 ）：197-198.

[17] 王军威，袁琼嘉，杨澎湃，等. 运动疗法对我国原发性高血压干预效果的meta分析[J].中国康复医学杂志，2017，32（ 04 ）：454-460.

[18] 纪立农. 丰富中国2型糖尿病防治措施的临床证据链，建立基于中国人群证据的糖尿病防治指南——纪念第1版《中国2型糖尿病防治指南》发布10周年[J]. 中国糖尿病杂志， 2014，22（ 01 ）：1-4.

[19] Wang L M, Gao P, Zhang M, et al. Prevalence and Ethnic Pattern of Diabetes and Prediabetes in China in 2013[J]. Jama, 2017, 317（24）: 2515-2523.
[20] Li G W, Zhang P, Wang J P, et al. The Long-term Effect of Lifestyle Interventions to Prevent Diabetes in the China Da Qing Diabetes Prevention Study: A 20-year Follow-up Study[J]. The Lancet, 2008, 371（9626）: 1783-1789.
[21] 曾令烽，杨伟毅，郭达，等. 传统运动疗法干预对膝骨关节炎患者疼痛改善及关节功能影响的系统评价[J]. 中华中医药杂志，2018，33（05）：2132-2139.
[22] 太花子，李向. 中医导引术在慢性病康复及亚健康保健中的作用[J]. 中国医药指南，2018，16（35）：163-164.
[23] 李文颢，吴知凡，荆纯祥，等. 陈氏太极拳对糖尿病前期患者心肺耐力的影响[J]. 中华中医药杂志，2019，34（06）：2807-2809.
[24] Wen J M, Lin T, Cai Y H, et al. Baduanjin Exercise for Type 2 Diabetes Mellitus: A Systematic Review and Meta-Analysis of Randomized Controlled Trials[J]. Evidence-based complementary and alternative medicine , 2017, 2017: 1-14.
[25] 张建荣. 运动疗法在糖尿病治疗中的应用研究[J]. 糖尿病新世界，2014，34（16）：49.
[26] 吴炎坤. 药物联合运动疗法、饮食控制对社区糖尿病的临床价值[J]. 深圳中西医结合杂志，2019，29（15）：110-111.
[27] 李宽荣，李时荣，姚海霞.运动治疗老年人高血压、糖尿病的研究进展[J].内蒙古医科大学学报，2019，41（02）：215-217.
[28] 江岚. 非药物干预对Ⅱ型糖尿病人群的临床疗效分析[J]. 现代预防医学，2011，38（21）：4569-4571.
[29] 任彬彬，李正直，乔慧，等. 银川市社区居民健康知识和行为现状及其影响因素调查[J].宁夏医科大学学报，2012，34（09）：915-918.
[30] 张曦元. 运动改善糖尿病前期人群糖调节的机制探讨[J]. 中外医学研究，2019，17（09）：182-184.
[31] 王波. 运动疗法在糖尿病预防和治疗中的作用[J]. 临床医药文献电子杂志，2016，3（25）：4948-4949.
[32] 张珊，杨晓巍，刘效磊，等. 运动健康管理2型糖尿病基层防治研究进展[J]. 中国预防医学杂志，2016，17（10）：772-775.
[33] 华珊珊，李闺臣，彩虹，等. 运动疗法对糖尿病周围神经病变影响的研究进展[J]. 中华护理杂志，2017，52（10）：1252-1256.
[34] 陈霞，周仲瑜，黄伟，等. 针灸疗法配合饮食运动治疗单纯性肥胖并发高脂血症的临床研究[J]. 针灸临床杂志，2017，33（07）：1-5.
[35] 刘亮，张静，卢红元. 运动疗法联合饮食控制对高血压、高血脂患者血压、血脂的疗效[J]. 心血管康复医学杂志，2016，25（04）：349-352.
[36] 王秋芳. 中医调护结合运动疗法对高脂血症的疗效探讨[J]. 当代护士（下旬刊），2016，（5）：113-114.
[37] 蒋妮. 运动疗法对高脂血症的影响[J]. 世界最新医学信息文摘，2016，16（58）：177.
[38] 刘俊荣，朱丽光，李俊杰，等. “八段锦”对不同血脂水平人群HDL水平的影响［J］.天津中医学院院报，2005，24（3）：121.
[39] 李浩，孙兴国，张也，等. 个体化精准恒定功率运动前、后慢性病患者脉搏波波形特征改变初步分析[J]. 中国全科医学，2018，21（30）：3665-3671.
[40] 李雷.《颈椎病诊治与康复指南》解读[J]. 中国实用乡村医生杂志，2007，（12）：45-47.

[41] Wei X, Wang S q, Li L H, et al. Clinical Evidence of Chinese Massage Therapy（Tui Na）for Cervical Radiculopathy: A Systematic Review and Meta-Analysis[J]. Evidence-based complementary and alternative medicine, 2017, (9): 1-10.
[42] 梁美爱，段权，黄伟添. 百会压灸配合针刺对椎动脉型颈椎病的临床研究[J]. 实用医学杂志，2012，28（11）：1905-1908.
[43] 严培军，黄桂成. 椎晕宁治疗椎动脉型颈椎病痰湿阻滞证的临床研究[J]. 辽宁中医杂志，2008（08）：1177-1179.
[44] 周健，吕强，张宏. 主动运动疗法对颈椎病的干预现状[J]. 中国医药导报，2016，13（04）：49-52.
[45] 胡昊斌，吴以诚，占茂林，等. 易筋经锻炼联合针推对神经根型颈椎病患者的临床疗效[J]. 中医药临床杂志，2019，31（06）：1148-1151.
[46] 窦思东，陈艳，洪梅婷，等. 易筋经托天式结合推拿治疗颈型颈椎病60例[J]. 福建中医药，2013，44（01）：40-41.
[47] 周帆，严隽陶，吴嘉容. 传统与现代运动疗法防治颈椎病概况[J]. 湖南中医杂志，2019，35（02），164-166.
[48] 曲绵域，于长隆，高云秋，等. 实用运动医学[M]. 北京：北京大学医学出版社，2003：1058.
[49] 戴闽，罗军.骨科运动康复[M]. 北京：人民卫生出版社，2008：77-80.